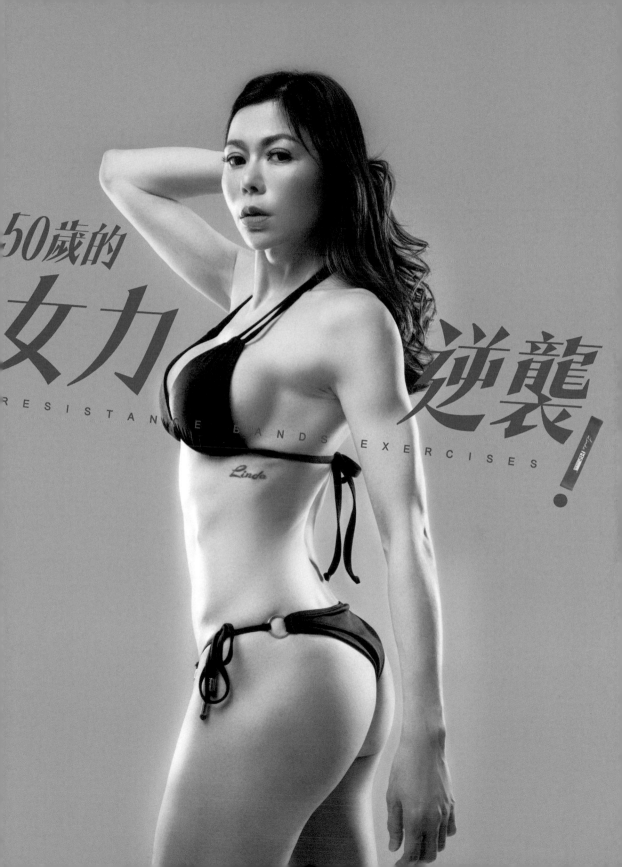

目錄

Chapter 1
Linda 老師這樣成為美魔女

Chapter 2
該是時候動起來！

Chapter 3
我是自己的驕傲—學員認證分享

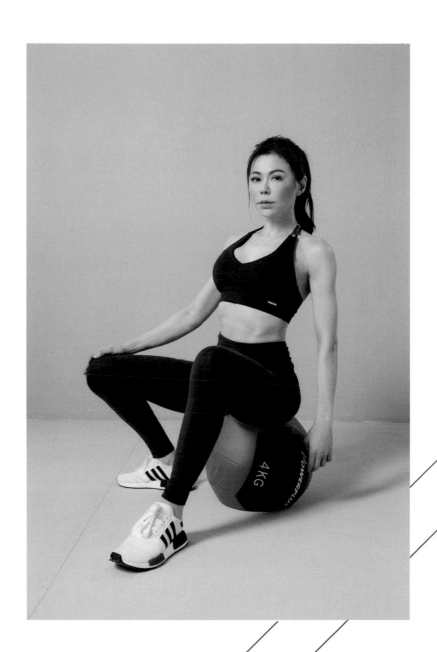

50歲，
一樣可以練出翹屁股

從43歲進入健身業之後，照片不斷被上傳FB，被很多健身人靠北是屁股最扁的教練

屁股扁？看著自己的照片，小小的屁股搭配上纖長的腿，完全看不出有任何問題。

隨著靠北聲浪越來越大，自己也找教練開始學習，才發現最大的問題是欠缺臀中肌（也就是臀部左右上緣的肌肉），如果這肌肉沒有訓練，女生要擁有翹臀根本不可能啊！加上我是天生骨架小、臀部又沒有肉的扁身女，臀部看起來自然沒有份量。

2018年，我的教練Jerry要我參加IFBB pro年底的Bikini比賽，當下我直接拒絕，我知道自己的身材距離健美還差太遠。但是他說：「Linda，妳站在舞台上只要告訴別人妳已經48歲了，身材可以練成這樣已經是給台灣女生最好的鼓勵，不必得獎，只要美美登場。」於是我真的去報名參加比賽，但知道自己的臀部有多麼不足，所以必須好好強化它。

我在 2019 年 6 月 9 號參加國內總統盃比賽，得到女子比基尼 163 公分以上分組第五名；同年 10 月 6 號參加第一屆全國健身健美錦標賽，獲得女子比基尼 163 公分以上分組第五名。這兩個獎項激勵了我，2020 年我還是會繼續努力備賽。

　　過去我們都以為臀部只要深蹲蹲重一點就可以練出來，但在接觸臀部訓練的這一年多來，才知道要練出翹臀重點不是重量，而是角度。當你懂得在做動作之前，先維持「下背下凹臀部翹」再做動作，即便是用一條小小的彈力帶也可以展現大大的訓練效果喔！

　　到現在我還不敢說我已經把臀部練起來或者練得有多好，比起那些 Bikini 選手，我臀部的肌肉量還差太多了。但如果是以 40 ～ 50 歲的中年婦女和產後媽媽的需求來看，希望消除臀部、腿後的橘皮，希望臀部可以更翹一點、更高一點，我已經達到這個程度了。

　　希望透過這本書的內容和一條小小的 23cm 粉色彈力帶（阻力其實很大，別被粉色騙了），讓你即使在沒上健身房的那幾天，也可以自己在家訓練，啟動臀肌，讓整個人看起來更有活力喔！

　　趕快翻開這本書並拿起你的彈力帶，跟著 Linda 老師一起練出性感的小翹臀！

Linda 林慧君

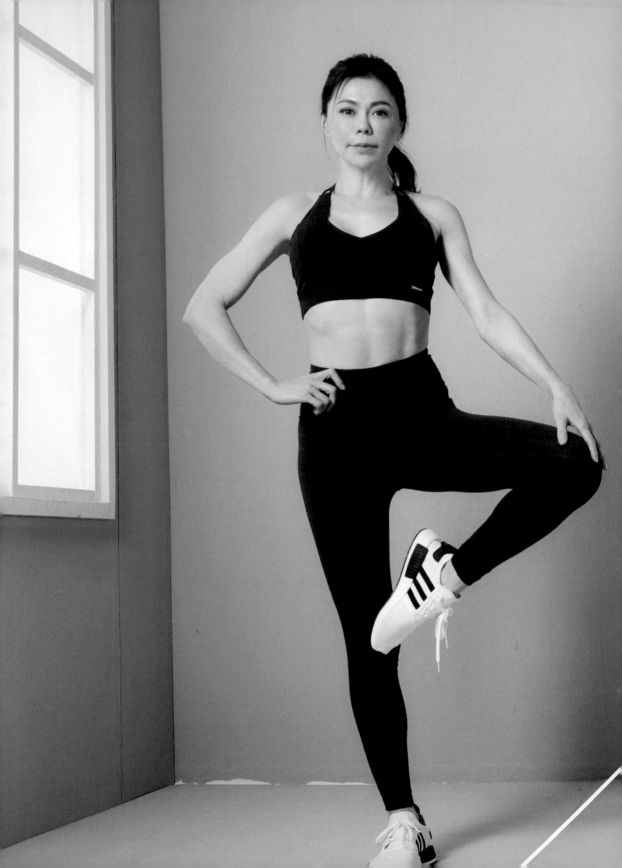

Chapter 1

Linda 老師這樣成為美魔女

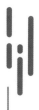

訓練，對人生與身心靈的影響

一般人所認知的運動，可能就是走走路、跑跑步，然而運動並不等於訓練，訓練的強度比運動還要強，尤其是重量訓練。

重訓之路的起點

重量訓練所帶給我的影響最大。我從初級墊上核心開始進行訓練，那時候我深受內耳不平衡的困擾，又因憂鬱症需服用抗憂鬱及抗焦慮的藥，所以很容易頭暈。而有氧運動每一次的轉身、換腳動作都會讓我頭暈，所以我避開了有氧運動，選擇核心訓練。核心訓練很簡單，只要一個瑜珈墊，就可以做一些基本的捲腹訓練，這些動作角度都不大，不會導致頭暈也不會讓我的頭有太劇烈的晃動。

接觸訓練前，我的人生只能感受到一件事——頭很暈。但沒想到透過這麼簡單的一個訓練，就使我轉念了，因為我的重心移轉到捲腹上，而且訓練的成果立即在身上展現，這一切讓我變得很開心。

隨著訓練逐漸強大的心靈

　　一般人可能認為訓練後生理上的改變最為明顯，但是對我來說，最大的改變是**心靈層面**。回顧我的人生經歷，學生時期一路平順，從平鎮國中資優班、武陵高中資優班，一直到考上東吳大學。大學畢業後順利進入職場，進入第一金投信後，也很快速地成為公司裡業績 TOP1 的超級業務員，年收入相當可觀，這一路走來都很順遂，以至於我對於挫折的承受度很低。一場金融風暴，就讓我整個人跌進谷底，信心被重重打擊。而透過訓練，讓我找到了人生的第二個目標。

　　重量訓練的魅力，來自於可以無窮無盡地**挑戰自我**，要扛多重，完全由自己做主。剛開始練肩推的時候，左右各 2 公斤的啞鈴，可能就會累得不得了，但訓練一陣子後等到一點都不痠痛時，就可以加強到左右各 3 公斤的啞鈴，再一陣子後，又增加到左右各 4 公斤的啞鈴。現在，4 公斤的啞鈴對我來說是比較輕鬆的，如果要進行金字塔式訓練時，甚至要用到左右手各 6 公斤的啞鈴。

　　目前，在台灣的健身房中，會在 Free Weights（自由重量）區、槓鈴區、啞鈴區做重量訓練的女性非常少，而我今年就要 50 歲了，還可以推得動這麼重的重量（可能對健美選手來說很輕，但對我個人來說很重），因此我常被在健身房訓練的男性朋友們詢問是不是國手或是要去參賽的選手。總而言之，重量訓練除了讓我身體越來越健康、肌肉越來越發達之外，健身更讓我健心，我的心智也越來越強大。

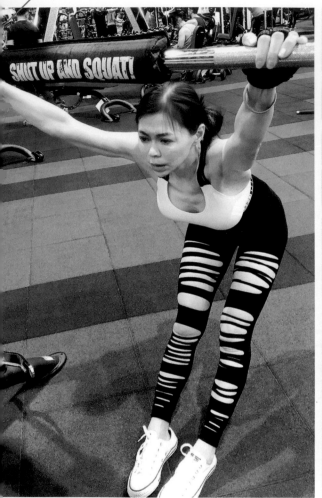
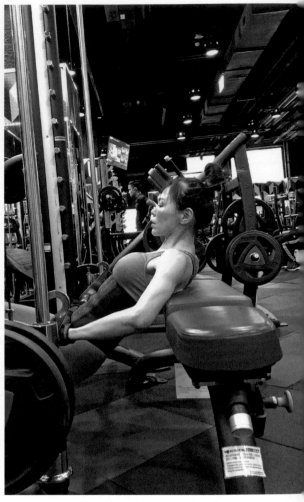

　　訓練除了讓我心智更強大，也讓我的頭腦越來越清楚。我的學生非常多，清楚的頭腦讓我可以記住每一位學生的名字，甚至可以在課堂上立刻叫出他們的名字，這件事讓我的助教、家人們都覺得實在太誇張了！訓練可以讓你擁有清楚的頭腦，這點不管對幾歲的人來說都是

非常重要的。不管你是老闆還是員工，不要再每天渾渾噩噩過日子了，每週排 2 ～ 3 次的時間做重訓，這對你的身體或頭腦都是很有幫助的。

運動，永遠都是正報酬

我本來就有內耳不平衡的問題，後來因為在金融業服務時遭遇雷曼事件的金融風暴，這幾乎重重壓垮了我，我的身心都承受不住，導致憂鬱症爆發。狀況最差的時候，我幾乎長達 20 個月的時間不能離開床，加上服用精神科的藥物，身體每天都是癱軟、無力的。然而，接觸重訓後，我每天都非常有精神、感覺自己力大無比。我的訓練量很大，上課加上自主訓練，一天有時甚至超過 5 個小時，以我這個年紀來說真的是幾乎不可能做到的。身體的改變對我來說是很正向、很有力量、每天與日俱增的，我常告訴學生：「**重訓與訓練，是永遠的正報酬，它不會辜負你，一分耕耘，一分收穫。**」

你很辛苦地在教室或健身房訓練前三角肌，你所獲得的回饋就是前三角肌越來越強大。如果訓練的是臀部，所得到的回饋就是日積月累所形成的臀肌，這其實是最值得的投資。所以建議大家，不管你幾歲，30、40、50 歲，甚至是 60 歲才開始重訓也不遲，也有從 72 歲才開始的例子。一定要撥出時間做重訓，因為肌肉不是只在操場跑跑步或游游泳就會出現的，執行的運動項目，要是真正可以長出肌肉、增加肌肉量的。重量訓練才是可以養成**易瘦體質**、增加肌肉量的長久法則。

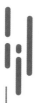

謝謝這一路走來的自己

今年我就 50 歲了，步入健身這條路，是我人生中一個很奇妙的轉捩點，大家都知道我的本行是金融業，一直到 43 歲時才意外轉行進入健身業。最一開始進入健身業時的身材，大概只能用「乾扁四季豆」來形容吧！很多健身同業提到 Linda 都會說：「她是天生麗質，媽媽生得好，身材比例好，腿很細、很長，這沒什麼啦！」但是對我而言，經過這六年的訓練，從第一本書《46 歲的肌勵奇蹟》、第二本書《48 歲的壺鈴爆美力》，一直到現在第三本書，我的身材有了極大的改變。

我以身為健身教練為傲

大家可以看到我在《46 歲的肌勵奇蹟》中的身材，就是一個身材比例勻稱、高高瘦瘦的女生。以 46 歲來說，能夠維持這樣的身材已經算是很棒的了！但是接觸了壺鈴之後，讓我對身材的要求更進一步，不再只是追求「瘦」而已，我希望全身的肌肉量能夠再更大，其中包含肩膀的「前三角肌、中三角肌、後三角肌」的訓練。我非常熱衷於「肩飛鳥」這個訓練中三角肌的動作，我認為擁有側 (中) 三角肌，手臂的

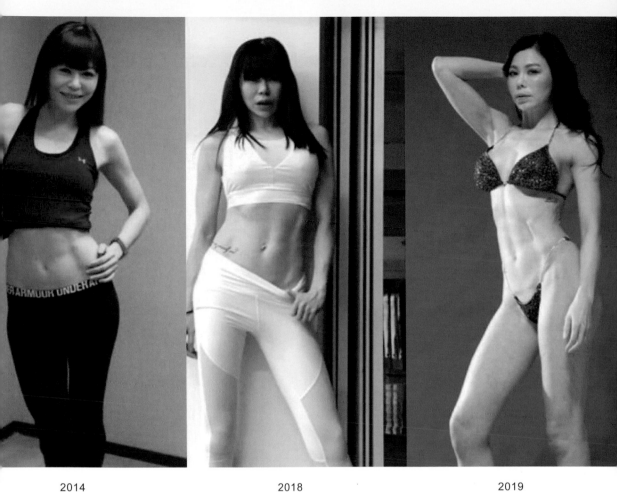

2014   2018   2019

線條會看起來更像是一位健身人，並以身為健身人為傲。

　　大家相信嗎？過去我在金融業工作時，路上搭訕的人通常會誤以為我是空姐或專櫃小姐。但是現在毋庸置疑的是，很多人可以一眼就看出我是一位健身教練，甚至進一步詢問我在哪裡教課。每當這種時候，我都會非常開心並且自豪，我的身材可以讓人一眼就認出我是一位健身教練。

燃燒的鬥志，用行動證明自己

而健身業對我的靠北（批評聲）是另一個促使我不斷進步的一大因素。可能是我的身材比較特殊，因為在健身業中，像我這樣身高的女性不多，身材比例上腿比較長的教練也比較少，因此在剛出道時，別人都會這樣形容我：「Linda 的身材除了腹肌，沒了！沒了！」，也就是一眼看去，可以看出這個女生有超強的腹肌，但其他什麼都沒有。也有另一種說法是：「Linda 是全健身業中最沒有屁股的教練。」這句話尤其刺激了我，我認為臀部這個地方，只是看你要不要鍛鍊，任何一個肌群亦然，只要好好訓練，沒有達不到的效果。

很多人都說臀部是天生的，剛開始我也這樣認為，從小到大沒有渾圓飽滿的臀部這件事，並沒有對我造成任何困擾。我也曾經認為女孩子就是苗條就好，不需要特別強調臀部，甚至認為臀部太大、大腿太粗反而會造成壓迫，穿牛仔褲時也沒那麼好看。但是我不想因為這些批評，讓大家認為我是一位「臀部永遠訓練不起來的教練」，也不想因為這些弱點而無法對學生交代。因此我接觸了壺鈴，發現壺鈴中「盪壺」這個動作，可以讓女生的臀部變翹。但是單靠壺鈴訓練不太夠，所以在這本書中，我介紹了許多轉角度的動作，包含可以讓腰更細的「下背訓練」、訓練臀部的「骨盆翻轉訓練」等，這些訓練都可以使我們的臀肌更加發達。時至今日，與過去幾年相比，我認為對自己來說，身材上最大的進化就是我的**臀部**與**腿部**。我對未來的期許是，只要每年進步一點點就很棒了，畢竟我即將邁入 50 歲！

50 歲的我想說……

　　平常我也會參加 Bikini 健美小姐比賽，與年輕選手相比，我的身材還有許多需要改進的地方，我也無法像其他選手一樣，在賽前很確實地執行一些脫水的步驟，然而我是志在參加不在得獎，我只是想透過行動證明，站在台上激勵大家：「50 歲也是可以擁有這樣的身材，所以每一位中年婦女都不應該輕易放棄自己，妳們也可以用最有效的訓練方法、最有效的飲食，來強化自己的身材，千萬不要放棄讓自己越來越美好！」

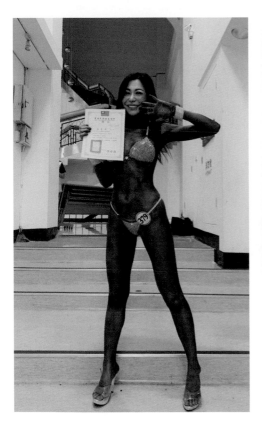 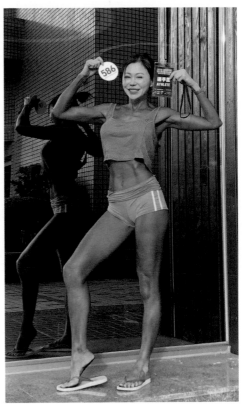

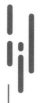

健康迷人的身體曲線，是我自信的來源

台灣的女性朋友們大多都覺得只要瘦瘦的就好，因此追求的幾乎都是減脂或減重。但是我們應該要注重的是**體態**，舉例來說，如果像我一樣，身高 169 公分的女性，想要有極瘦的身材，可能會設定自己體重只能有 52 公斤，但這樣其實是非常不健康的。

標準體重的計算方式：身高－ 110 ＝標準體重

因此，對身高 169 公分的女性來說，其標準體重應該是 58 ～ 59 公斤左右。不必在數字上斤斤計較，重要的是如何訓練肌肉，一旦將肌肉鍛鍊出一定的程度，就算是 58 ～ 60 公斤也能讓妳看起來非常苗條。

不可或缺的肌肉

人體有四大肌群，分別是**胸**、**背**、**臀**、**腿**。一個完全沒有接受過訓練的人，要在短時間內鍛鍊出較大的肌肉量時，針對臀、腿進行訓

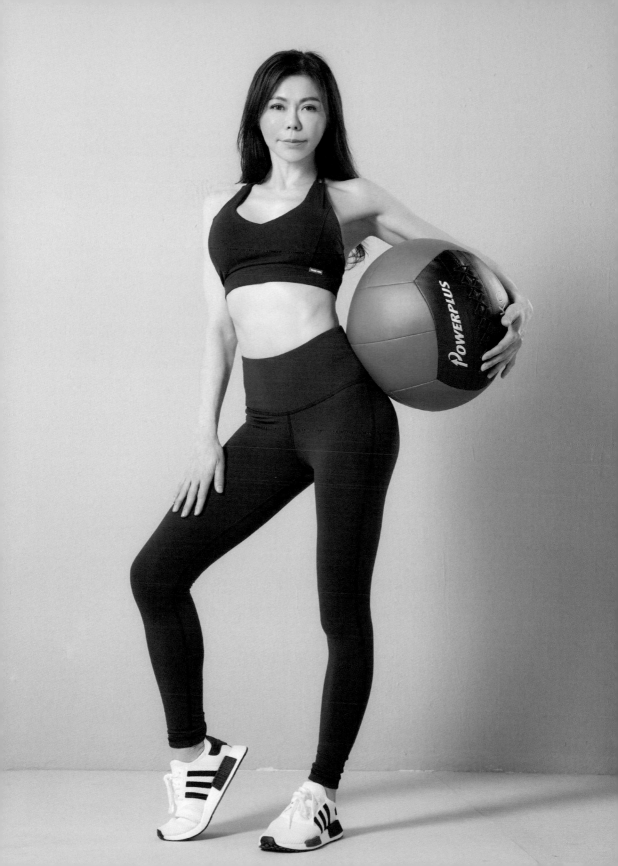

練的 CP 值會很高。這就是為什麼去上重訓課程時，幾乎每位教練都會特別針對臀部、腿部這兩大肌群進行鍛鍊。臀部與腿部，更是人體非常重要的兩大肌群，其中「**股四頭肌**」，可以說是人類第二顆心臟。光看大腿有沒有力量以及肌肉量，就可以知道他的心臟強不強壯，所以我們要常常訓練大腿前側的「股四頭肌」及大腿後側的「股二頭肌」。

增強大腿前側的「股四頭肌」，可以使行走時更有力量、更有效率。而加強臀部的肌肉也是非常重要的，因為下坡、下樓梯等動作，都需要用到臀部肌肉的力量踩煞車。如果臀部肌肉沒有力，每一個往下的動作都會不受控地往前衝，這樣會傷害到膝蓋。很多人膝蓋不舒服，都是因為大腿前側的股四頭肌或臀部的肌肉量不足所造成的。針對臀部與腿部的肌肉進行訓練後，你會發現走路變得輕鬆許多。因此訓練我們的肌肉，不只是為了讓身材變好，也可以讓日常生活中的行、走、坐、臥變得更輕鬆！

美麗與健康的平衡

現在社會的審美觀已經慢慢改變了，以往流行的是 I 字形、纖細型的身材，要求腿要很細，甚至大腿要和小腿一樣細，但與過去相比，現在流行的則是追求擁有一雙「蜜大腿」。另外，Linda 老師也要告訴讀者們不要害怕臀圍變大，我在前兩年的臀圍（臀部至高點測量一圈）大概只有 88 公分，經過一年的訓練後，已經快速到達 94 公分，大約增加了 2.3 吋左右。以台灣一般女性的骨架來說，臀圍達到 94 ～ 95 公分是比較標準、比較好看的。

腰圍的部分我們追求的是柳腰。腰是最容易囤積脂肪的部位，腰圍越小，代表內臟脂肪越低，而內臟脂肪越高，也會連帶提升三高，對健康造成影響。因此柳腰（如：24吋的腰圍）是我們一般女性追求的目標。如果同時透過訓練，讓臀圍增加，腰圍在視覺效果上會更細喔！所以重量訓練後，大家不要因為發現臀圍變大而覺得晴天霹靂，反而要恭喜自己，因為透過重訓讓身材變得更好了！

　　另外，依照國內衛生署公佈的健康標準，大腿圍不得低於50公分。大腿圍低於50公分的女性，相較於人腿圍高於50公分的女性，罹患三高的機率是比較高的。肌肉有一定的體積、一定的圍度，但是肌肉線條是漂亮的。舉例來說，大腿經過訓練後，從腿圍50公分增加到52、53公分，代表訓練是正確的，因此，要允許自己的大腿圍可以透過訓練稍微變大一點。腿圍和臀圍一樣，都會因為增加了肌肉量而稍稍變大，但這樣才能同時擁有健康的身體與完美的體態。

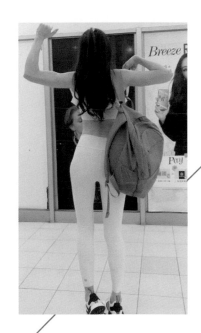

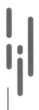

肌少症，
高齡社會的大魔王！

目前台灣已經進入高齡社會，不論是男性、女性的平均壽命都在增加，從過往的 70 幾歲到現在來到 80 歲。要如何確保老年人的生活品質，是當前很重要的議題。因此，國人對「**肌少症**」的重視也逐漸提升，甚至取代了「骨質疏鬆症」，成為現代人最擔心的事情。

肌少症是什麼？

「肌少症」也就是肌肉變少、過少。患有「骨質疏鬆症」的人，骨質密度減少，檢視其骨骼可以看到有很多的空洞。肌少症亦然，如果把肌肉橫剖開來，也會看到肌肉中有很多的空洞。肌肉流失的速度比我們想像中還要快，30 歲以上的人，如果一週沒有執行 1 ～ 2 次一定強度的訓練，其骨骼肌大約是以每年 **0.8%** 的速度在流失。目前女性國人的平均骨骼肌比率是 25% ～ 30%，所以從 30 歲開始算，在沒有運動的情況下，到 65 歲之後，身上的骨骼肌會消失殆盡。我們之所以能夠動作、運動，都是拜肌肉所賜，在沒有肌肉的情況下，人是無法動作的，所以我們一定要正視肌肉稀少的問題。

提高骨骼肌，遠離肌少症

　　要如何增加身上肌肉量呢？在選擇訓練的時候，一定要做**重量訓練**或**阻力訓練**。我們身上的肌肉分成三種，分別是**骨骼肌**、**心肌**（包覆心臟）及**平滑肌**（包覆內臟），心肌跟平滑肌位於身體深處，很難被偵測，而骨骼肌則是可以利用儀器偵測出來的。在大型健身中心通常都設有 InBody 測量儀器，建議大家一個月至少要做一次骨骼肌偵測。在肌肉與脂肪分析的數值方面，可以很明確地看到三個數字：**體重**、**骨骼肌重**及**體脂肪重**。上課的同學們常常問到自己的骨骼肌重是否合乎標準值？

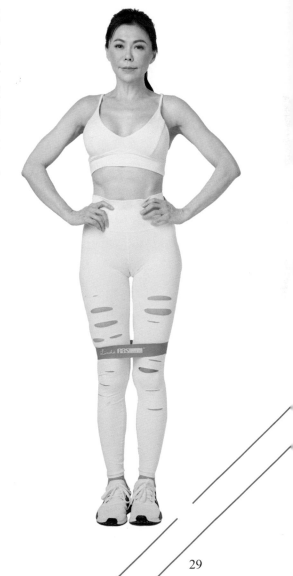

從體重 100% 切下去，將這三個項目長條圖的至高點連起來，如果曲線呈現的是英文字母 C 的狀態，代表你嚴重缺少肌肉；如果是 I，代表你的骨骼肌與體重呈現等比例狀態，屬於正常範圍；如果想要達到教練身形，曲線弧度就要呈現 D，代表骨骼肌重高。骨骼肌重越高越好，但是不容易達成，要呈現出 D 的弧度或是 110% 的比例，必需要加強重量訓練、配合高蛋白飲食及配合良好睡眠，才有辦法達成目標。

現在比較不建議大家只注重體重數值，因位女性朋友們總希望自己的體重再輕一點。然而大家所不知道的是，肌肉是相當有重量的，肌肉的體積很小，密度卻很大，因此肌肉量大的女性，體重並不會很輕。以 Linda 老師自己為例，身高 169 公分，體重一直維持在 56.5 ～ 57 公斤之間，有時甚至會到 57 點多公斤。但看起來卻像只有 50 公斤左右，所以我要告訴大家，不要太在意體重，只要想辦法衝高骨骼肌重，體脂肪自然就會降低了。重點在於要如何進一步創造出更高的骨骼肌重，一定要注意上面提到的三個要訣，第一、要維持一定強度的訓練；第二、要好好補充蛋白質；第三、要有良好的睡眠品質。達成這些條件，才有辦法創造出更高的骨骼肌重。

InBody 230身體組成分析

編號	身高		日期	6. 3. 2018
年齡	性別	女性	時間	07:37:14

80.4kg

身體組成分析

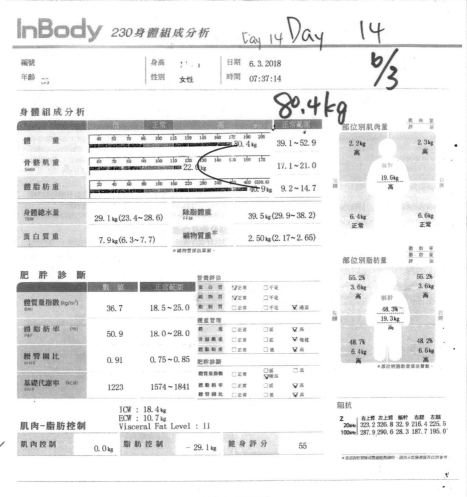

	低	正常	高		正常範圍
體 重				80.4 kg	39.1~52.9
骨骼肌重 SMM				22.0 kg	17.1~21.0
體脂肪重				40.9 kg	9.2~14.7

身體總水量 TBW	29.1 kg(23.4~28.6)	除脂體重 FFM	39.5 kg(29.9~38.2)
蛋白質重	7.9 kg(6.3~7.7)	礦物質重*	2.50 kg(2.17~2.65)

※礦物質估算値。

肥胖診斷

	數 值	正常範圍
體質量指數 BMI (kg/m²)	36.7	18.5~25.0
體脂肪率 PBF (%)	50.9	18.0~28.0
腰臀圍比 WHR	0.91	0.75~0.85
基礎代謝率 BMR (kcal)	1223	1574~1841

營養評估
蛋白質	☑正常	☐不足
礦物質	☑正常	☐不足
體脂肪	☐正常	☐不足 ☑過量

體重管理
體重	☐正常	☐低	☑高
骨骼肌重	☐正常	☐低	☑偏高
體脂肪重	☐正常	☐低	☑高

肥胖診斷
體質量指數	☐正常	☐低 ☑偏高	☐高
體脂肪率	☐正常	☐低	☑高
腰臀圍比	☐正常	☐低	☑高

肌肉-脂肪控制

ICW : 18.4 kg
ECW : 10.7 kg
Visceral Fat Level : 11

肌肉控制	0.0 kg	脂肪控制	- 29.1 kg	健身評分	55

部位別肌肉量

2.2 kg 高	2.3 kg 高
軀幹 19.6 kg 高	
6.4 kg 正常	6.6 kg 正常

部位別脂肪量

55.2% 3.6 kg 高	55.2% 3.6 kg 高
軀幹 48.3% 19.3 kg 高	
48.7% 6.4 kg 高	48.2% 6.5 kg 高

※部位別脂肪量是估算範。

阻抗

Z	右上臂	左上臂	軀幹	右腿	左腿
20kHz	323.2	326.8	32.9	216.4	225.5
100kHz	287.9	290.6	28.3	187.7	195.0

※當部別肌肉成質過肌肉教訓時，請由示此檢測報告以供參考

運動計畫表
從以下項目計畫每週運動，並從這些活動估算減重量

每項活動之能量消耗 (依據體重：80.4 kg／時間：30分鐘/單位：仟卡)

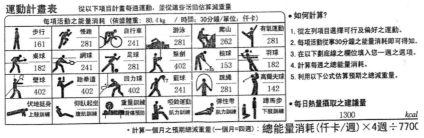

步行 161	慢跑 281	自行車 241	游泳 281	爬山 262	有氧運動 281
桌球 182	網球 241	足球 281	擊劍 402	槌球 153	羽球 182
壁球 402	跆拳道 402	回力球 402	籃球 241	跳繩 281	高爾夫球 142
伏地挺身 上肢訓練	仰臥起坐 腹肌訓練	重量訓練 背部預防	啞鈴運動 肌力訓練	彈性帶 肌力訓練	蹲馬步 下肢訓練

如何計算?
1. 從左列項目選擇可行及偏好之運動。
2. 每項活動從事30分鐘之能量消耗即可得知。
3. 在以下劃底線之欄位填入您一週之選項。
4. 計算每週之總能量消耗。
5. 利用以下公式估算預期之總減重量。

每日熱量攝取之建議量

1300 kcal

*計算一個月之預期總減重量(一個月=四週)：總能量消耗(仟卡/週)×4週÷7700

C型：嚴重缺少肌肉型

InBody 230 身體組成分析

Day 490

56.9 kg 9/22

編號		身高	149cm	日期	9.22.2019
年齡	34	性別	女性	時間	09:09:55

身體組成分析

	低	正常	高	單位	正常範圍
體　　重			56.9 kg		39.6～53.6
骨骼肌重 SMM			22.7 kg		17.4～21.3
體脂肪重			15.7 kg		9.3～14.9

身體總水量 TBW	30.2 kg (23.7～29.0)	除脂體重 FFM	41.2 kg (30.3～38.7)
蛋白質重	8.2 kg (6.4～7.8)	礦物質重*	2.81 kg (2.20～2.69)

* 礦物質係估算值。

部位別肌肉量

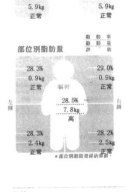

	肌肉量評估
2.2kg 高	2.2kg 高
	軀幹 18.6kg 高
5.9kg 正常	5.9kg 正常

肥胖診斷

	數值	正常範圍
體質量指數 (kg/m²) BMI	25.6	18.5～25.0
體脂肪率 (%) PBF	27.6	18.0～28.0
腰臀圍比 WHR	0.82	0.75～0.85
基礎代謝率 (kcal) BMR	1260	1222～1411

營養評估

	正常	不足	
蛋白質	☑正常	☐不足	
礦物質	☑正常	☐不足	
脂肪量	☐正常	☐不足	☑過量

體重管理

	正常	低	
體　重	☐正常	☐低	☑偏重
骨骼肌道	☐正常	☐低	☑偏重
體脂肪重	☐正常	☐低	☑偏重

肥胖診斷

	正常	低	
體質量指數	☐正常	☐低	☑偏高
體脂肪率	☑正常	☐低	☐高
腰臀圍比	☑正常	☐低	☐高

部位別脂肪量

	脂肪率脂肪量評估
28.3% 0.9kg 正常	29.0% 0.9kg 正常
	軀幹 28.5% 7.8kg 高
28.3% 2.4kg 正常	28.2% 2.5kg 正常

* 部位別脂肪係估算值

ICW : 18.9 kg		
ECW : 11.3 kg		
Visceral Fat Level : 5		

肌肉-脂肪控制

肌肉控制	0.0 kg	脂肪控制	– 3.4 kg	健身評分	82

阻抗

Z	右上臂	左上臂	軀幹	右腿	左腿
20kHz	311.2	312.7	21.4	237.6	240.1
100kHz	280.6	278.6	18.9	207.2	209.4

* 會話詢診斷或體道達致減時，請提示此檢測圖表以供參考。

運動計畫表 — 從以下項目計畫每週運動，並從這些活動估算減重量

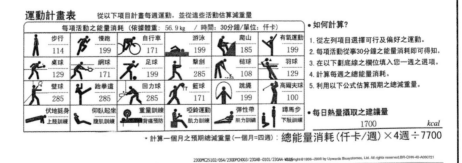

每項活動之能量消耗（依據體重：56.9 kg ／時間：30分鐘/單位：仟卡）

步行	慢跑	自行車	游泳	爬山	有氧運動
114	199	171	199	185	199
桌球	網球	足球	擊劍	槌球	羽球
129	171	285	185	108	129
壁球	跆拳道	回力球	籃球	跳繩	高爾夫球
285	285	285	171	199	100
伏地挺身 上肢訓練	仰臥起坐 腹肌訓練	重量訓練 背肌預防	啞鈴運動 肌力訓練	彈性帶 肌力訓練	蹲馬步 下肢訓練

如何計算?

1. 從左列項目選擇可行及偏好之運動。
2. 每項活動從事30分鐘之能量消耗即可得知。
3. 在以下劃底線之欄位填入您一週之選項。
4. 計算每週之總能量消耗。
5. 利用以下公式估算預期之總減重量。

每日熱量攝取之建議量

1700 *kcal*

* 計算一個月之預期總減重量（一個月=四週）：總能量消耗（仟卡/週）×4週÷7700

Ⅰ型：正常型，體重、骨骼肌重與體脂肪重等比，並且三個數值必須都在正常值附近

InBody 230身體組成分析

Day 595

51.2 kg   1/5

編號		身高	149cm	日期	1.5.2020
年齡	35	性別	女性	時間	09:25:41

身體組成分析

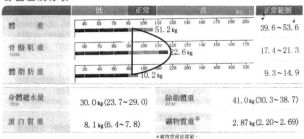

	低	正常	高	單位:kg	正常範圍
體　重			51.2 kg		39.6~53.6
骨骼肌重 SMM			22.6 kg		17.4~21.3
體脂肪重			10.2 kg		9.3~14.9

身體總水量 TBW	30.0 kg(23.7~29.0)	除脂體重 FFM	41.0 kg(30.3~38.7)
蛋白質重	8.1 kg(6.4~7.8)	礦物質重※	2.87 kg(2.20~2.69)

※礦物質係估算值

部位別肌肉量

肌肉量 評估

2.1 kg 高		2.1 kg 高
	軀幹 18.1 kg 高	
左臂		右臂
5.6 kg 正常		5.7 kg 正常

肥　胖　診　斷

	數　值	正常範圍
體質量指數 (kg/m²) BMI	23.1	18.5~25.0
體脂肪率 (%) PBF	19.9	18.0~28.0
腰臀圍比 WHR	0.79	0.75~0.85
基礎代謝率 (kcal) BMR	1256	1136~1307

營養評估

蛋　白　質	☑正常	☐不足
礦　物　質	☑正常	☐不足
體　脂　肪	☑正常	☐不足　☐過量

體重管理

體　重	☑正常	☐低	☐高
骨骼肌重	☐正常	☐低	☑強壯
體脂肪量	☑正常	☐低	☐高

肥胖診斷

體質量指數	☑正常	☐低/☐偏高	☐高
體脂肪率	☑正常	☐低	☐高
腰臀圍比	☑正常	☐低	☐高

部位別脂肪量

脂肪率 脂肪量 評估

19.9% 0.6kg 不足		20.1% 0.6kg 不足
	軀幹 19.6% 4.7kg 正常	
左腿		右腿
21.9% 1.7kg 正常		21.9% 1.7kg 正常

※部位別脂肪量係估算值

ICW : 18.8 kg
ECW : 11.2 kg
Visceral Fat Level : 3

肌肉-脂肪控制

肌肉控制	0.0 kg	脂肪控制	0.0 kg	健身評分	85

阻抗

Z	右上臂	左上臂	軀幹	右腿	左腿
20kHz	330.1	335.2	19.7	254.3	257.8
100kHz	297.8	298.4	16.7	220.7	224.7

※意指測量預測成體體成份之數據，請務求從檢測報告為以供參考

運動計畫表　從以下項目計畫每週運動, 並從這些活動估算減重量

每項活動之能量消耗 (依據體重：51.2 kg / 時間：30分鐘/單位：仟卡)

步行 102	慢跑 179	自行車 154	游泳 179	爬山 167	有氧運動 179
桌球 116	網球 154	足球 179	擊劍 256	槌球 97	羽球 116
壁球 256	跆拳道 256	回力球 256	籃球 154	跳繩 179	高爾夫球 90
伏地挺身 上肢訓練	仰臥起坐 腹肌訓練	重量訓練 背肌預防	啞鈴運動 肌力訓練	彈性帶 肌力訓練	蹲馬步 下肢訓練

如何計算?

1. 從左列項目選擇可行及偏好之運動。
2. 每項活動從事30分鐘之能量消耗即可得知。
3. 在以下劃底線之欄位填入您一週之選項。
4. 計算每週之總能量消耗。
5. 利用以下公式估算預期之總減重量。

每日熱量攝取之建議量

1600 kcal

· 計算一個月之預期之預期減重量 (一個月=四週)：總能量消耗 (仟卡/週) ×4週÷7700

D型：體健型，骨骼肌重高，達教練身形

打造下背、臀腿完美 S 曲線

常被忽略的下背部

下背部是核心肌群的一環，不過經常被忽略，大家總是練前不練後，覺得要讓腰變細，只要練捲腹，練出腹肌即可。但卻忘記我們的腰是圓柱、是立體的，要擁有細腰光是訓練腹部不夠，也要訓練下背部。

一直訓練核心的腹部前側，會讓下背部壓力更大，還有可能因此經常性受傷。所以建議大家在訓練腹部核心後，一定要訓練**下背部**，幫助核心肌群拮抗平衡。

想打薄腹部，從下背開始

經常坐著不動下背會堆積許多脂肪，長久下來產生很多贅肉。下背部這個部位其實是可以單獨訓練的，像在第二章會介紹的早安式硬舉、山羊挺身，都是針對下背部核心肌耐力的訓練。如果在訓練腹部的過程中感覺卡關，不妨透過這兩個訓練訓鍛鍊下背，可以將你的下腹部打薄再打薄喔！

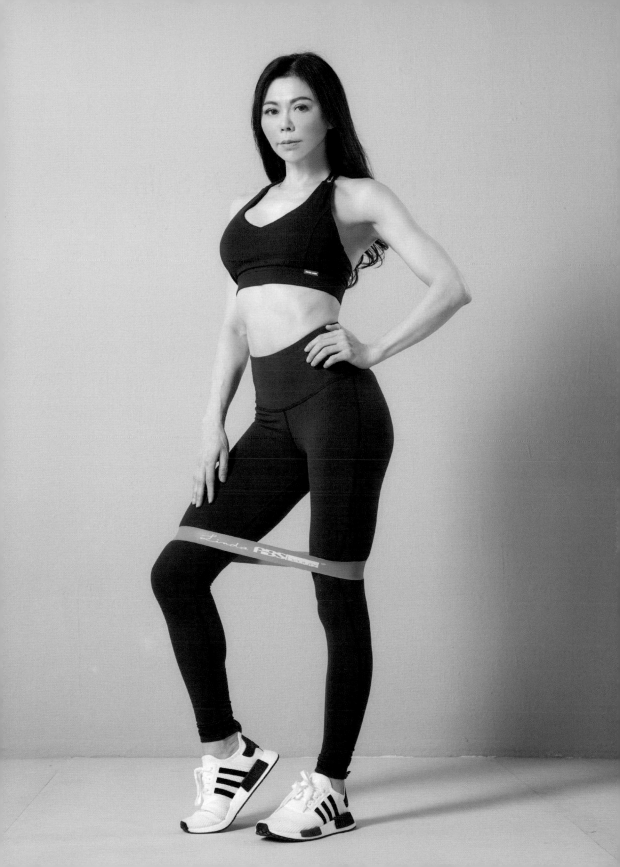

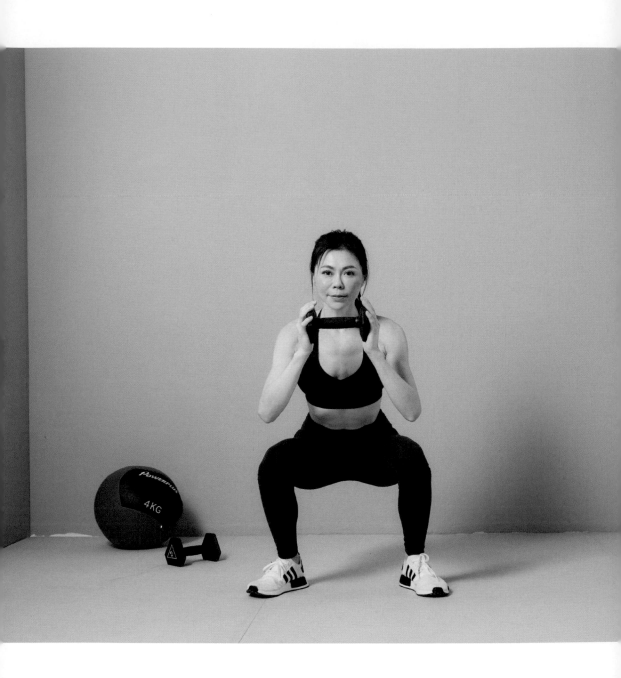

有翹臀，更迷人

臀部是女性最需要訓練的地方，因為女性天生在臀部的脂肪遠比男性高出許多，尤其在生產過後臀部的脂肪囤積比較嚴重，容易造成臀部下垂，看起來非常顯老。臀部的訓練在近幾年受到重視，就連健美比賽中，臀部跟腿後的肌肉量也是著重評判的標準之一。妳知道嗎？不用到健身房重訓，也可以鍛鍊出翹臀喔！透過一條彈力帶，就可以變化出許多動作，讓妳在居家就能把臀部練挺、練翹！

從臀部開始逆齡

臀部要翹，**臀中肌**這個部位尤其重要，就像是胸大肌之於胸部一樣，大家都知道如果希望胸部高挺一點，一定要練胸大肌。至於讓臀部高挺一點，一定不能忽略臀中肌的訓練，臀中肌位於臀部左右兩側上緣的地方，練出發達的臀中肌，臀部會往上提，變得比較高挺、緊緻。

這就是為什麼老師要強調訓練臀部的重要，本書臀中肌訓練占了很大的比重，像是彈力帶的**髖外展動作**，所有的髖外展動作針對臀中肌的刺激都會有很大的幫助，所以大家一定要記得，如果希望妳的臀部更高、更翹的話，一定要經常訓練臀中肌。

我們經常忽略臀中肌，而不斷訓練臀大肌，這是因為大家對於「有」臀部的定義，是兩個屁股蛋是否有微笑曲線，而這個地方就是臀大肌。如果沒有特別單獨訓練，很少會看到婦女們有臀中肌，臀中肌不夠發達，隨著年齡增長，臀部就會跟著慢慢下垂，尤其是肉量較多的女性，臀部下垂的狀況會更加嚴重。

臀部又高又翹，背影看起來就像是一個少女，相反地，如果妳的臀部下垂，就很容易顯露出老態以及年齡，所以我們勢必要練出高挺的臀部，建議大家多花一點時間刺激臀中肌。

臀部要有力

隨著年齡的增長，臀部的肌肉量會大幅度流失，這也就是為什麼會看到年紀大的女生臀圍不斷縮小，臀部甚至凹陷，這是非常不健康的，在臀部跟腿部肌肉不斷流失的情況之下，隨著年齡越來越大，我們很有可能在還沒到達年老的年紀就經常性的跌倒，因為支撐我們的下盤，以及走路穩定都要靠臀部的臀肌以及腿部的肌肉。

腿後橘皮退散！

大家在訓練上經常都是練前不練後，這情況也適用在腿部。很多女性的大腿前側，也就是股四頭肌都非常漂亮。大家在穿衣服的時候，都只有注意自己的大腿前側是不是好看有沒有橘皮，但卻沒有注意到腿後有一堆橘皮，為什麼腿後橘皮特別多呢？這是因為我們的坐姿，在坐的情況之下，腿部和臀部下緣的橘皮會不斷增生，而橘皮也就是我們所謂的**脂肪球**。

在一般腿部的訓練中，有很多動作都是針對訓練大腿前側的股四頭肌設計的，像是深蹲，深蹲能夠充分刺激股四頭肌，這是大家所知道的。但其實腿後的股二頭肌是可以單獨訓練的，像第二章介紹的 Leg curl，就是一個訓練腿後很好的方法。

腿後股二頭肌發達的女生腿會比較細，主要是因為腿後是容易囤積脂肪的部位，透過訓練會減少脂肪。此外，大家都知道肌肉體積是肥肉的 1/3，股二頭肌如果訓練發達，相形之下腿會更緊更細。

打破迷思，迎接完美 S 曲線

　　女生不要再有臀圍越小越好、大腿越細越好的迷思，雖然肌肉的體積比肥肉小，但還是有一定的體積。以東方人骨架來說，臀圍最完美的狀態應該是要 93 ～ 95 公分，不應該小於 90，而大腿圍的部分不應該低於 50 公分。除了身體的美觀外，針對我們的健康來說，在背部、臀部、腿後都占了很大的重要性。在下背打薄、腰更細、屁股更高挺更翹、腿後更緊更細的情況下，下背到臀腿會形成一個完美的 S 曲線。讓我們一起迎接健康又美麗的 S 型人生吧！

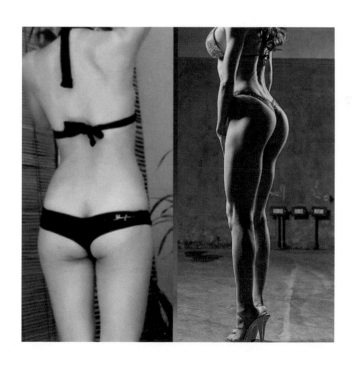

先有目標，才能達標

有目標，才會瘦！日復一日，年復一年，日子很容易就一天天過去了，所以「想瘦」，就要先設定好目標。

確實記錄身體數值

Linda 老師建議可以在新年開始的第一天，先設定當年度的目標，12 月 31 日時應該達成的體重、體脂肪。雖然很多人認為身材不是用數字來衡量的，看身形就可以了。但是我建議應該要每天確實進行數據的監測，才能夠一步一步向目標邁進。大家可以在家裡準備一台八合一的體脂機，並且列表紀錄。

首先，每天早上起床空腹時應該量測三個數值：**體重、體脂、肌肉含水量**。「肌肉含水量」是指全身上下的肌肉以及水分。這三個數值要每日確實紀錄並且追蹤。

因為測量骨骼肌的儀器非常貴重，一般居家無法配置購入，所以建議每個月至少都要抽出時間，到大型健身房或運動中心，使用 InBody220 或 InBody230 儀器來測量「骨骼肌重」。這是最有價值、最值得追蹤的數值，可以看出這個月的訓練有沒有達到效果、有沒有效率。骨骼肌經過有效的訓練，每個月都會慢慢地增加。而無效的訓練，骨骼肌不會增加，反而會遞減。

Linda 老師目前的骨骼肌重大概是 26.5 ～ 27 公斤，如果你的骨骼肌重很低，只有 20 公斤，那可以設定自己，要在這一年中增加 2 ～ 3 公斤的骨骼肌。設定目標，才會知道為何而戰。

三圍的部分，可以透過每週拍照的方式，正面、側面、背面各拍一張，來定期檢視自己的體態有沒有變化。針對肚臍圍、臀圍（臀部最高點）、大腿圍，可以一週測量一次並且記錄追蹤。

一步一步穩紮穩打，總有一天達成目標

很多學員們都覺得維持運動很難，要像 Linda 老師一樣，堅持六年才能有這樣的身材，太辛苦了！其實不然，在這裡我要告訴大家，其實 Linda 老師在訓練了半年後，就出現了完美的川字線。在接觸核心訓練之前，我的體脂肪和一般人差不多，是 27.4%，屬於俗稱的「泡芙人」，看起來很瘦，但其實體脂肪高，而且全都集中在肚子，在經過了半年的**核心訓練**跟**飲食控制**後，還沒有任何重量訓練之下，體脂肪就降低到 22%，腹部就出現了川字肌。

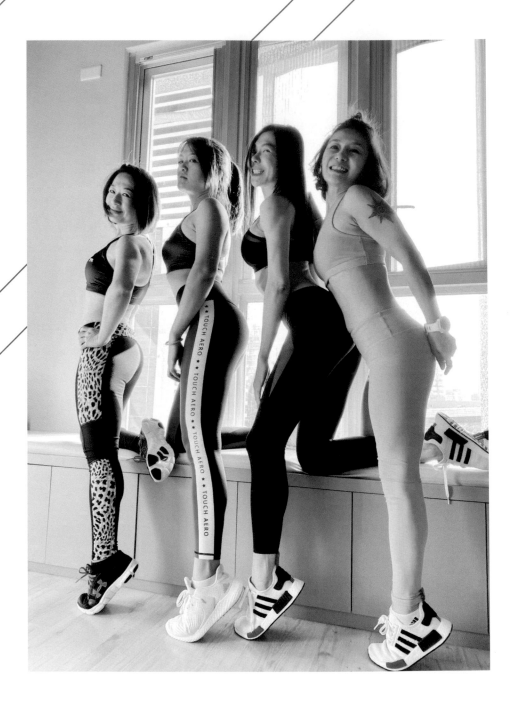

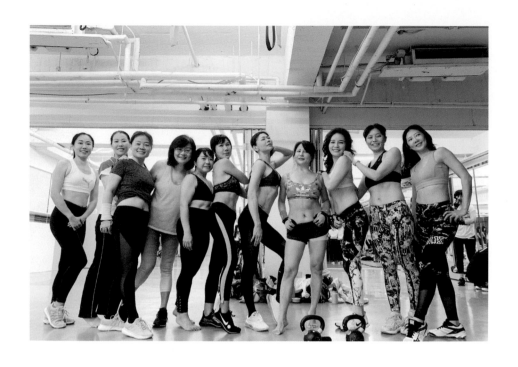

　　現在透過課程的編排，一半的核心訓練加上一半的重量訓練，可以讓訓練達到更好的效能，一週只要撥出 3 ～ 4 天的時間，每次進行 30 分鐘就足夠了。可以根據需求挑選訓練菜單，如果想加強腹部的效果，就多捲腹，並且控制每日**碳水量**和**澱粉量**的攝取。如果想追求臀部和腿部的進步，就要攝取好的碳水化合物並且多鍛鍊臀、腿部的肌肉。

　　透過訓練擁有美好身材並不難，參照之前學員們的成績分享，可以看到很多人在半年就達標。但沒有設定目標的人，一年過後還是在原地踏步，甚至還可能每年增加 2 ～ 3 公斤；而一個有設定目標的人，她時時刻刻提醒自己每個月要瘦 2 公斤，一年下來竟然瘦了 24 公斤！這是非常驚人的！所以要瘦，最重要的就是要**自律**，更要持之以恆！

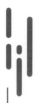

再堅持一下下就好，
千萬別放棄！

　　「老師，我要怎麼樣才能像妳一樣？」、「老師妳訓練了六年才有這樣的身材，我們是不是也要花六年的時間才能達到這樣的程度呢？」，這是成為健身教練後最常聽到的問題，在這邊我要告訴大家，當然不是！也許很多人都覺得要堅持運動的習慣很困難，但其實最關鍵的只有訓練初期的**前四週**，只要撐過這四週，把訓練、運動變成你的習慣，接下來就會一切順利。

肌肉記憶，讓肌肉習慣運動

　　「**肌肉是有記憶的**」，肌肉是會記憶的，因此運動所產生的痠痛感會遞減。舉例來說，當你第一次進行捲腹運動後，痠痛可能會持續五天，只是打個噴嚏「腹直肌」就很有感覺。但是不久後再執行相同動作之後，痠痛感可能只會維持三天，這是因為肌肉有記憶，已經逐漸適應了這樣的訓練強度。接著多進行幾次相同動作時，你會很神奇地發現，之前那些痠痛感通通不見了！是不是我動作錯了呢？當然不是！Linda 老師要告訴大家，剛開始堅持是最難的，可能會因為痠痛或

擔心受傷而放棄。但是一定要記得老師說的，肌肉會記憶，隨著訓練次數增加，痠痛一定會遞減，而且遞減的速度比你想像中的還要更快。第一次的痠痛指數可能達到 10 分，第二次只會有 6、7 分，第三次剩 3、4 分，到了第四次就不痠痛了，甚至需要負重，才會感覺到痠痛。

　　但是為什麼會感覺每次運動後都還是一樣痠痛呢？那表示運動的頻率太低，如果一週只運動 1 次，這樣是不夠的。我會建議一週要運動 3 ～ 4 次（或至少 2 ～ 3 次），不用花太多的時間，只要利用 10 ～ 15 分鐘稍微動一下，做捲腹等簡單的運動，維持肌肉的記憶。這樣持續訓練一個月後，肌肉的感受度就會有很明顯的不同。

　　如果今天是上肢痠痛，那就訓練下肢，如果上下肢都痠痛，那就訓練核心，去選擇比較不痠痛的肌群來做訓練。記得老師說的，一開始起步是最難的，但下定決心之後，只要撐過了前面四週，就可以讓身體適應這樣的狀態，養成運動的習慣！

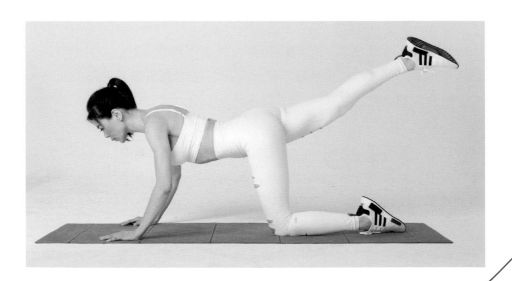

我需要減脂嗎？還是增肌？

　　體脂肪率是指體脂肪重量占體重的百分比，依據衛生署公告，30歲以上的女性國人標準體脂肪率是 27%，然而，體脂肪 30% 以上的女性，看起來不僅僅是微胖，甚至是過胖。因此我們可以認定體脂肪 **30% 以上**的人，是絕對的肥胖，應該要進行**減重**及**減脂**。如果是體脂肪落在 22~26%，符合標準的女性們，雖然不用太嚴格控管，但仍然建議要注意飲食，盡量攝取好的碳水化合物。

　　然而很多女性朋友們的體脂肪率很低，可能在 **22%** 以下，整個人看起來很瘦，且精神狀態明顯不佳，有可能是因為**肌肉量過低**的緣故，這種情況建議進行**增肌**。

　　不論是減脂還是增肌，都必須懂得使用「**基礎代謝率**」，然而，「**基礎代謝率**」是什麼？要如何用它來計算出我們一日所需的熱量呢？

　　「基礎代謝率」，是指一個人躺著不動、沒有行走坐臥時，一天之中身體所需要消耗的熱量。舉例來說，Linda 老師一天的基礎代謝率

約為 1400 大卡，但是如果我一天只攝取 1400 大卡的熱量，大概走沒兩步就體力不支了。因此建議大家，用基礎代謝率去乘以 **1.3**，就是一般人一天中所需攝取的熱量。

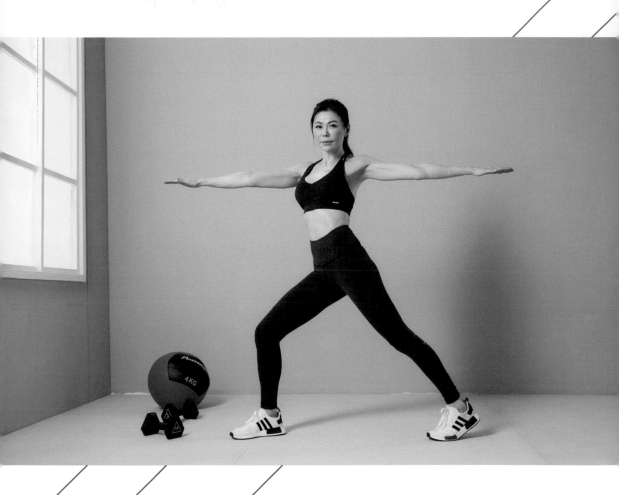

健身＋飲食，戰勝體脂肪

一天需攝取的熱量中，要分配其中的 **30 ～ 40% 給碳水化合物**，而攝取的碳水化合物好與壞，會反應在身材、身形上。好的碳水化合物包含**地瓜、糙米、泰國米**等。而不好的碳水化合物則是指「**間接澱粉**」，像是**麵包、麵條、蛋糕**等等。這些不好的碳水化合物，很容易將熱量囤積在腰部及臀部。因此在增肌的過程中，如果不希望腰圍變粗，要盡量選擇好的碳水化合物來當作主食。

在這邊要特別介紹的是「**低碳飲食**」，大家都知道碳水化合物對人體非常重要，就像汽車需要汽油一樣，如果一整天都沒有補充碳水化合物，可能會感覺精神不佳，從事任何運動時都會沒有力氣、元氣，導致訓練失敗。所以我們不能不攝取碳水化合物。然而所謂的低碳飲食，並不是完全不碰觸碳水化合物，而是要選擇好的碳水化合物。

搭配飲食，提升減脂減重成功率

不論在減脂還是減重的過程中，如果配合正確的飲食，成功率能高達 7 ～ 8 成以上。根據 Linda 老師 5 年多的教學經驗，如果要成功減重、減脂，得好好控管飲食至少**一年**，不能只是運動，卻亂吃高熱量

的食物。必須重視每一餐，無論是早餐、中餐、晚餐還是餐與餐之間的點心，都要非常注意。就像大家所說的，盡量選擇**食物的原型**與**低GI**（Glycemic Index 升醣指數）的食物。

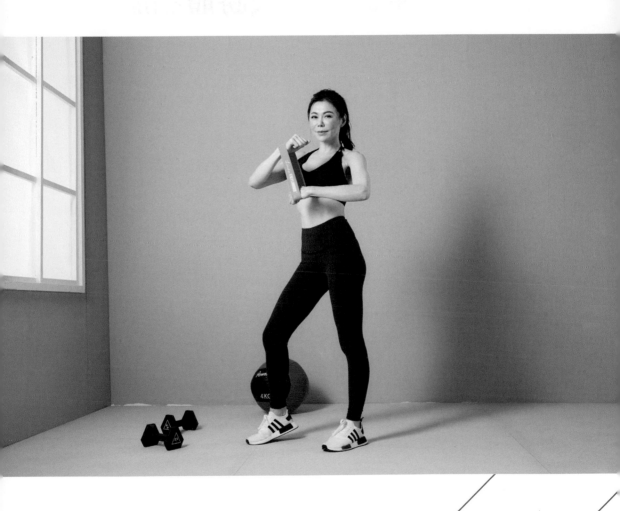

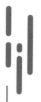

減脂三餐大公開

※ 由於健身教練不得提供飲食建議，以下 Linda 老師個人飲食分享，不代表適於每個人！

首先在這邊介紹減脂時應該注意的三餐飲食重點，其中最主要的原則就是**備餐**。最近 Linda 老師也在學員們身上得到見證，發現只要作一些小小的改變，遵照這些要點，一個月可以輕鬆降低 4% 的體脂肪。

早餐吃燕麥

早餐吃燕麥，並不是只吃燕麥本身，而是在乳清或豆漿中加入燕麥一併食用，建議菜單如下：

材料

- 乳清一包或豆漿 500cc（約含 26 公克的蛋白質）
- 燕麥片 40 公克（約含 25 公克的碳水化合物）
- 低 GI 的水果（例如：冷凍藍莓、草莓、芭樂、蘋果、香蕉等）

準備 700cc 容量的大碗公，加入燕麥片，再加入乳清或豆漿，沖泡、攪拌均勻後，可以再加入水果。

這樣的內容有足夠的**蛋白質、碳水化合物**，也會有飽足感，可以讓我們一整個早晨精神奕奕。如果覺得這樣還不夠，也可以加入 1 ～ 2 匙無糖**零脂肪**的希臘優格，但記得要零脂肪的，因為過多的乳製品，也會造成體脂肪升高。也可以再多加兩顆水煮蛋。一顆蛋可以供應 6 公克的蛋白質，如果有膽固醇的疑慮，可以捨去蛋黃，或控制一天不要超過 2 顆蛋黃的量。

中餐吃糙米飯

外食常常有過油的問題，尤其是自助餐，如果不夠油、不夠鹹、口味不夠重，可能就沒生意。所以想透過自助餐來減脂、減重，基本上是難上加難。而一般外食族的主食通常是白飯，較少糙米飯，因此建議大家自備餐點，可以事先在家準備好**糙米飯便當**。我們可以將中餐的內容分為三等份：

第一等份：**糙米飯（或泰國米）一碗（碳水化合物約 50 公克）**

糙米飯（或泰國米）的熱量比白米飯低，即使不怎麼餓，也會建議大家在中餐時要吃掉一整碗的糙米飯（或泰國米），這樣才能攝取到足夠的碳水化合物。泰國米在超商或賣場都有販賣，可以在前一天晚上先煮好備用。

第二等份：**雞胸肉一塊（150 ～ 180 公克，約含 40 公克的蛋白質）**

100 公克的雞胸肉熱量約為 100 大卡，而同樣 100 公克的雞腿，熱量卻有 150 大卡，因此盡量選擇蛋白質足夠、熱量較低的雞胸肉。關於雞胸肉的處理，建議採用舒肥法、水煮或是乾煎。

第三等份：**大量的青菜**

青菜富含纖維質，可以補足人體所需的**微量元素**，還能讓我們有**飽足感**。想要減脂，首先要「騙胃」，也就是說要讓你的肚子覺得吃飽了、不餓了，因此需要大量的青菜來墊胃，不需要特別針對青菜來秤重。

晚餐避開碳水化合物

不論是要減脂還是增肌，每天都要攝取足夠的蛋白質。而碳水化合物的部分，我們應該選在早餐與中餐攝取，晚餐則要避開，這是因為晚上的活動量比白天低，如果攝取過多的碳水化合物，很容易囤積在腰、臀上。Linda 老師建議採取輕鬆飲食的方式，晚餐一樣可以吃肉、菜、蛋、喝湯等，但記得不要攝取碳水化合物及澱粉類，這樣隔天早上起床，你也會發現肚子變得比較輕鬆喔！

湯的部分，注意不要喝「有勾芡的湯」，像玉米濃湯就是絕對 NG 的食物。此外，也不建議飲用火鍋的湯，煮火鍋時，食物的鹽分會跑進湯裡，在減重的過程中，鹽分的攝取也是很重要的關鍵，常吃過鹹的食物容易導致水腫，這樣體脂肪也很容易卡關降不下來。因此吃火鍋時，可以選擇以**魚肉**、**雞肉**、**豬肉**為主，加上菇類、青菜，不要吃丸子、餃類製品。

晚餐喝湯，中餐不要喝湯

中餐外食比例高，一般餐館的湯也有過鹹的問題，因此不建議在

外喝湯。如果晚餐懶得準備，推薦大家兩道湯品：**香菇雞湯、苦瓜排骨湯**。正視你的飲食，每一餐都好好掌控、吃對的食物，就可以瘦很快哦！我的朋友中，就有人靠著飲食，成功在三個月瘦下 10 ～ 15 公斤喔！

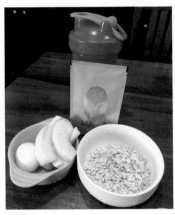

（早餐）乳清加燕麥片，再配水煮蛋及蘋果。

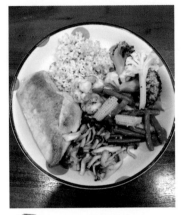

（中餐）米飯、乾煎雞胸肉、水煮蝦、菇及大量青菜。

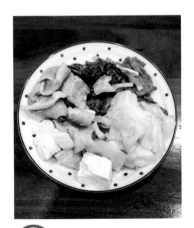

（晚餐）水煮魚、肉片、豆腐及大量青菜。

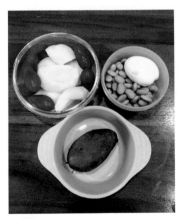

（點心）地瓜、毛豆、水煮蛋以及水果。

增肌人的飲食寶典

在增肌之前，不可不知**碳循環飲食法**，然而，什麼是碳循環飲食法呢？就是將一個星期的七天分為**高碳日**、**低碳日**、**中碳日**，並以這個循環來進行飲食控制。

低碳日、中碳日、高碳日所需攝取的碳水化合物量不同，低碳日可能只攝取 100 公克的碳水，但是高碳日必須要攝取 250 公克的碳水。

高碳日和低碳日的訂定標準，則是以**訓練內容**來作區分。舉例來說，訓練臀、腿部，為高碳日。進行肩膀、手臂等小肌群的訓練，則是低碳日。而訓練背部所消耗的總熱量和所需之碳水化合物量沒有像訓練臀、腿那麼高，所以是中碳日。依照當天的訓練量來控制所需攝取的碳水量。

碳循環與減脂無關，但與增肌密切相關。每個人的體脂肪不一樣，而且訓練目的不相同，所以各自所需要的碳水量也不同，想要增重、增肌，或想要減重、減脂，飲食原則大不相同。

增肌的關鍵：蛋白質

想要**增肌**，除了要攝取一定的碳水化合物之外，蛋白質的攝取量也必須足夠。而每個人需要的蛋白質攝取量也是不同的，與個人活動量有很大的相關。

衛生署建議每日蛋白質攝取量的公式為：**體重（公斤）×0.8～1.0=蛋白質攝取量（公克）**。例如：體重 60 公斤的人，在一般日常活動，沒有運動的情況下，每日需要補充的蛋白質約 60 公克。

但如果活動量是屬於中等的人，如一週進行 1 次運動者，蛋白質攝取量則是體重的 1.3 倍。同樣是 60 公斤重的人，蛋白質攝取量就要提高到 78 公克。

至於高活動量的訓練者，像是一週進行 4 ～ 5 次重量訓練的人，其蛋白質的攝取量則為體重 ×1.8 ～ 2 公克。

蛋白質補充不夠或是睡眠不足，有可能導致運動中受傷的**肌纖維**無法順利修補，使得無法增肌成功。

要身材也要健康

很多學員們在經過一年的訓練後，體脂肪順利來到 22%。在這之後 Linda 老師就不建議再繼續往下降，因為有很多參賽的女性選手們體脂肪在 22% 以下，因此很容易在備賽期、或比賽期間有停經的情況發

生，影響到身體狀況。因此我強烈建議有在訓練、運動的女性朋友們，如果使用八合一體脂計測量出來的體脂肪已經達到 22%，就不要再往下降了，體脂肪若長久以來低於 20%，生理期可能會不規律甚至停經。

在增肌的過程中，如果體脂肪已經來到 22%，這時會有很明顯的腹肌出現，也就是馬甲線。但是如果想要分別加強肩膀、手臂、臀或腿部，這時就需要準備一個磅秤，測量所有要吃的食物，無論是每日的碳水化合物還是蛋白質，都要非常清楚的測量出來。

增肌的人都在吃……

以下提供日常中常見的蛋白質來源及其蛋白質含量：

雞肉：100 公克的雞胸肉，內含 23 公克的蛋白質。之所以取雞胸肉不
　　　取雞腿肉，是因為雞胸肉是所有雞肉裡最瘦的部位，沒有脂肪，
　　　也沒有碳水化合物，但卻有很高的蛋白質含量。因此想要減重、
　　　增肌卻又不增加脂肪，**雞胸肉**是首選。
蛋白：一顆蛋的蛋白可以供應 6 公克的蛋白質。
豆類食物：包含豆腐或大豆類製品等。100 公克的豆類製品可以供應 8
　　　　　公克左右的蛋白質。
牛肉：100 公克的牛肉約含 21 公克左右的蛋白質。
魚類：100 公克約含 20 ～ 28 公克的蛋白質。**鮭魚**和**鮪魚**都是很好的蛋
　　　白質來源。
蝦類：100 公克約含 18 公克的蛋白質。

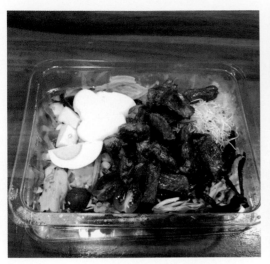 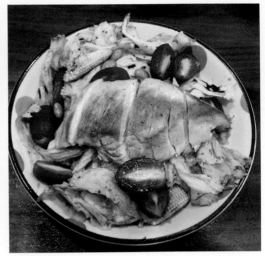

　　除此之外，**堅果類**、**毛豆**、**扁豆**等也都是很好的蛋白質來源。受女性朋友們喜愛的**優格**也很好，例如希臘優格一碗，約可以提供 8 公克的蛋白質。想要衝高肌肉量，所要攝取的蛋白質量必須是體重的**兩倍**才足夠喔！

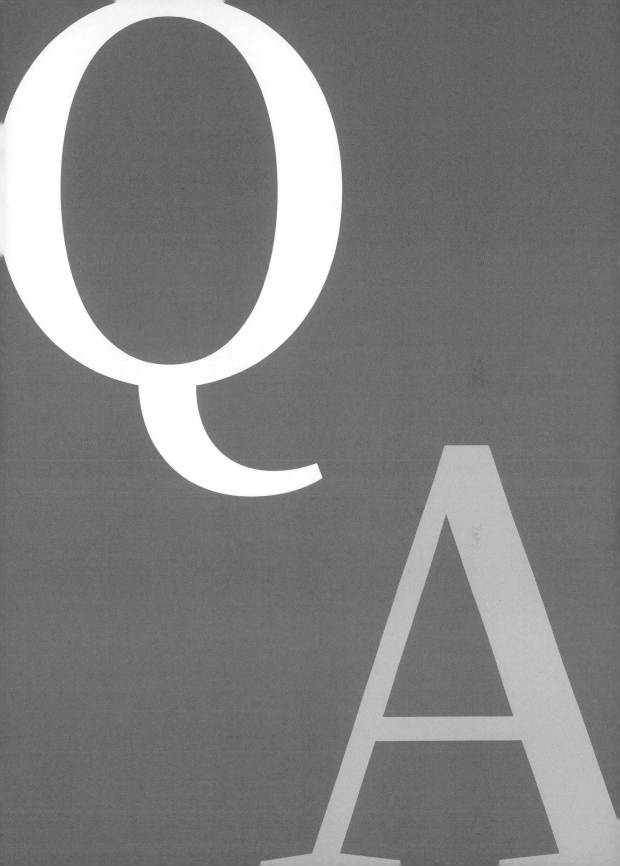

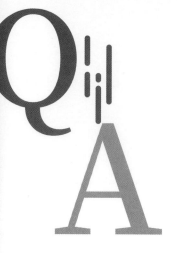

Linda 老師運動講堂

Q1 居家自主訓練就能達到去健身房訓練的目標嗎？

這是不可能的，因為在家訓練的負重量不夠，無論訓練時間多久、訓練量多大，都不會造成**肌肥大**。透過居家訓練可以修飾身體線條、保持優美體態，但若是追求大量肌肉，就必須到健身房，利用運動器材進行重量訓練，才能達到肌肥大的效果。

Q2 骨架大的人會因為重訓，訓練出肌肉而看起來更壯嗎？

並不會，因為肌肉的體積只有肥肉的 **1/3**，因此鍛鍊出肌肉只會讓你看起來更加緊實，並不會讓你看起來更壯碩。但要記得，重訓後一定要多放鬆，同時搭配**有氧運動**減脂，如此一來，你只會越練越瘦！

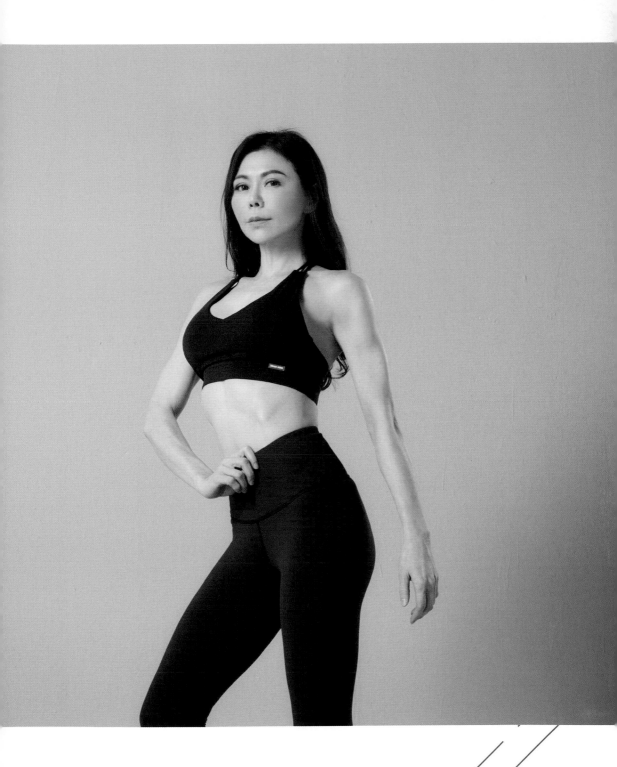

Q3 本來屁股就大的人訓練彈力帶之後會不會屁股更大？

不會，女生的屁股很容易囤積脂肪，而形成下垂。彈力帶的訓練動作能讓**臀中肌**（臀部上方緣）發達，讓屁股更翹。透過彈力帶訓練，能讓臀部的脂肪因此變少，臀形自然也就會變緊變翹，彈力帶可以稱作是臀部訓練大師呢！

Q4 如果我體重嚴重過重，有機會透過彈力帶減重嗎？

臀部和腿部屬於身上四大肌群，訓練過程可以燃燒熱量，有助於瘦身減重。但如果體重超過標準範圍很多，就必須搭配更多的**有氧運動**，才能真正瘦下來。例如：快走、跑步等；此外，還需要搭配飲食，少攝取高 GI 食物和少吃加工食品，多吃原型食物。

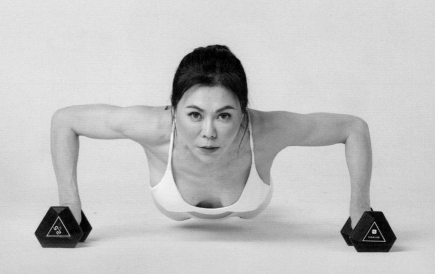

Q5 很胖的人需要先瘦下來再重訓嗎？還是可以直接重訓？

無論胖瘦都需要靠重訓鎖住身上肌肉量，差別在於體重過重者，需要搭配有氧運動來燃燒熱量，但不代表做無氧 (重訓) 不會瘦，只要是訓練到的肌群是大肌群，在訓練的過程中一樣可以燃燒很多熱量。例如：胸、背、臀、腿等大肌群。所以如果你體重過重，記得有氧、無氧運動並行；但如果你已經很瘦，不需要再減重，那單單重訓即可，可以不做有氧運動。

Q6 停止重訓後，身上肌肉會變肥肉嗎？

不會，因為肥肉不會轉成肌肉，肌肉也不會變成肥肉，它們兩個是截然不同的組織。身體質量中，除了肥肉和肌肉以外，還有一部分叫「瘦肉」，透過訓練瘦肉會轉成肌肉，肥肉會減少。

經常鍛鍊的人突然停止訓練，身體看起來會發福很多，這是因為運動員在訓練時，由於有較高的熱量消耗，食慾也會增加，當他們停止訓練時，食慾沒有降低，熱量消耗卻減少，導致脂肪堆積而發福。所以如果你停止訓練，一定也要調整飲食，才不會因為脂肪推肌而變胖。

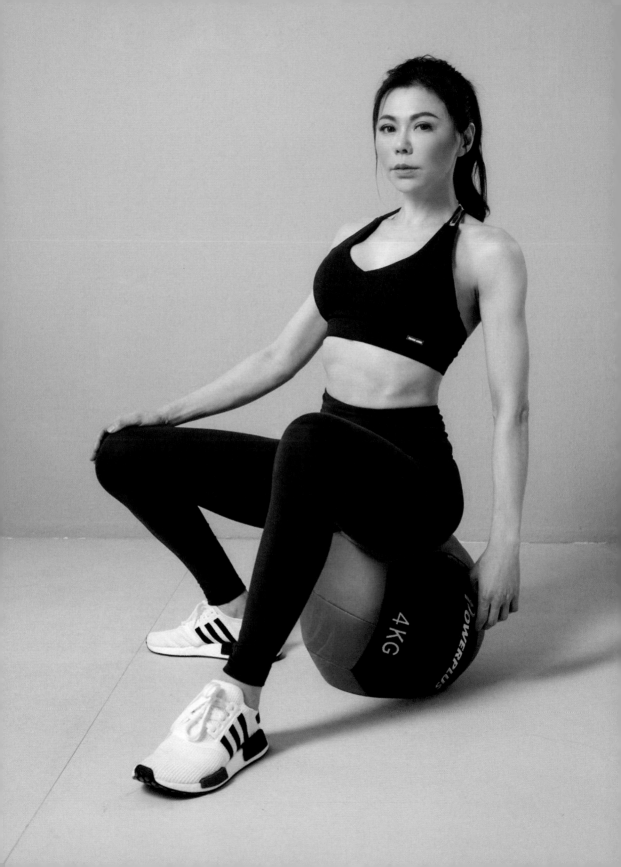

Q7 為什麼我深蹲時，只感覺到大腿痠而臀部沒有感覺呢？

這是因為在預備動作時沒有做到下背凹、屁股翹，並且在下蹲時重心沒有向後踩在腳跟上，背太向前傾斜，膝蓋超過腳尖太多，以致於大腿承受太多力量，屁股反而都沒得到力量。

慣用大腿出力的人，很容易得到**臀部失憶症**，這種人通常大腿都很硬，大腿的肌肉一定要記得適時放鬆，試著在做動作時讓屁股多出點力量，才能練得出翹臀喔！

Q8 訓練時，組跟組之間要休息多久？

訓練時，我們希望達到的是局部目標肌群的**肌肉充血**，所以組跟組之間的休息不宜太久，建議最好不要超過 **1 分鐘**，不讓肌肉有足夠的時間恢復，在短時間之內不斷刺激與破壞，增加肌肉的感受度，達到增肌的效果。

但主要還是以自身狀況為優先考量，如果身體不適，可考慮是否要降低訓練重量或是拉長休息時間喔！

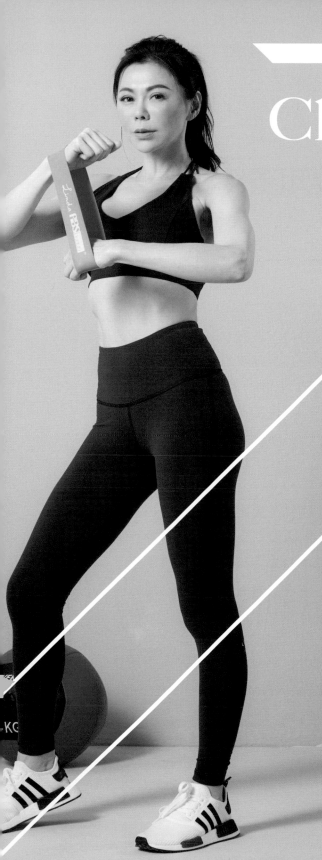

Chapter 2

該是時候動起來！

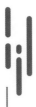

彈力帶知多少？

彈力帶是由日本人永田孝行發明，又名永田繩。原理是例用拉引時所產生的重力來進行訓練，根據訓練肌群的不同調整彈力帶位置，可以利用彈力帶進行如力量、柔韌、拉伸、彈跳等全身運動，是受現代人歡迎的運動器材。

彈力帶挑選：

因應各種不同種類、部位的訓練及運動，發展出許多不同長度、厚度、磅數的彈力帶，通常會以顏色做區分。一定要選擇拉開時阻力夠大的彈力帶，才能有效達到訓練效果。建議剛接觸運動訓練或肌肉量還不足的人，選擇磅數較低、較薄的彈力帶，以免在運動過程中阻力太大，使用不正確會造成運動傷害。應循序漸進，依自身能力挑選彈力帶。

彈力帶特色：

攜帶方便：彈力帶體積不大且輕巧，收納方便，便於隨身攜帶，且不受場地限制，可以隨時隨地訓練。

經濟實惠：在運動用品店或是網路即可購得，也不用花錢上健身房，在家或在戶外，都可以直接進行訓練。

訓練多樣性：彈力帶可以訓練身體大部分的肌群，也可以針對訓練目標做調整，更可以搭配不同器材做使用。

彈力帶使用注意事項：

• 使用前，檢查彈力帶是否有缺口或破損。
• 使用彈力帶時，勿配戴首飾及留長指甲，避免刮傷彈力帶。
• 需定期進行汰換，約 1 ～ 2 月需更換新的。
• 盡量避免在眼睛周圍使用，以免發生危險。
• 12 歲以下請由成年人陪同指導使用。
• 非玩具，請勿將彈力帶用做它用。

Linda 老師珍藏版粉色彈力帶

周長：46cm，寬 5cm，厚 1.15mm

阻力磅數：35（約 16 公斤）中高強度

特點：天然乳膠原料、無毒耐用

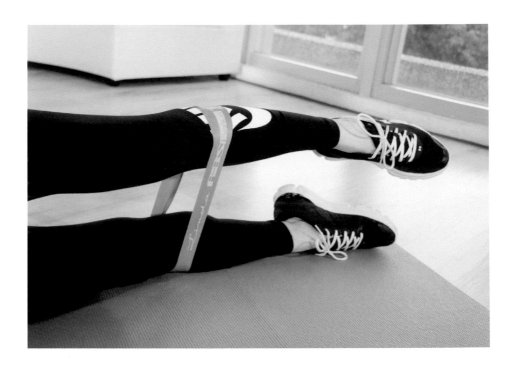

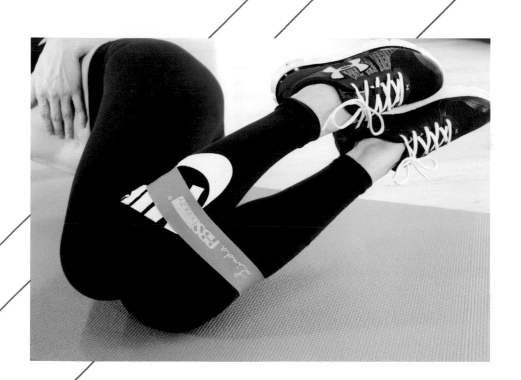

訓練肌群介紹

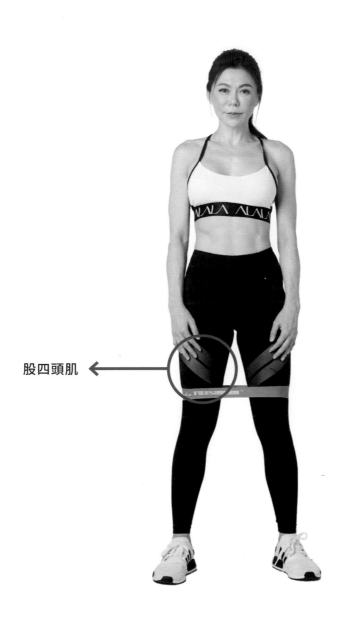

股四頭肌 ←

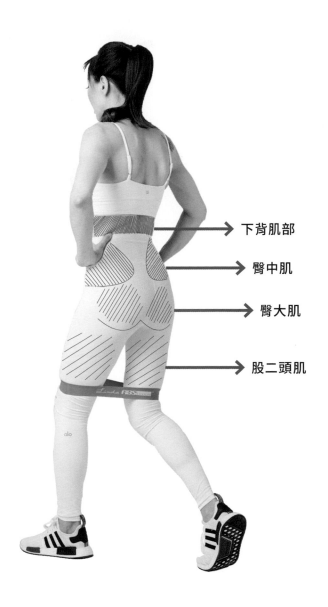

下背肌部

臀中肌

臀大肌

股二頭肌

介紹骨盆前傾、後傾、中立

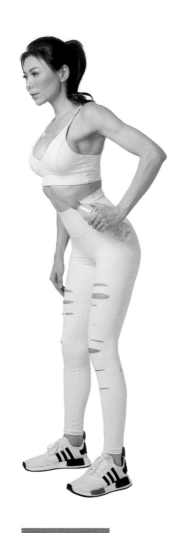 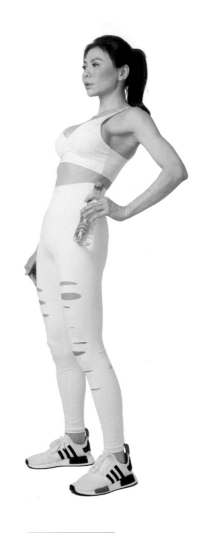

前傾

先採站姿，拿一個水壺放在你的骨盆旁，水壺朝前鞠躬時，身體的骨盆也朝前。

後傾

將水杯往後，有點像舀水往後，身體向後傾。

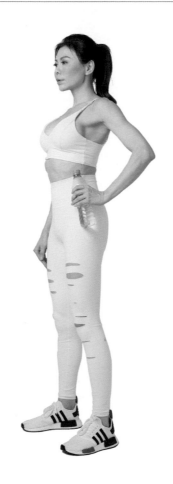

中立

要吸肚,臀部微內夾,維持骨盆置中,才不會對下背造成傷害。

貓式拱背 凹背伸展

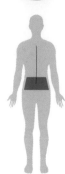

訓練部位 〉**下背部**

訓練次數 〉**10 下為 1 組，進行 2~3 組訓練**

TIPS

做動作時，平背還是凹腰翹臀，是能否訓練臀部肌肉的關鍵。

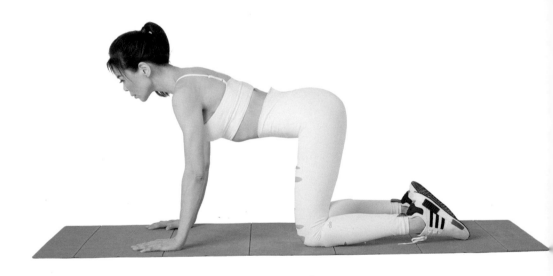

動作

1　在瑜珈墊上做出「貓式」，雙手、雙腳、雙膝觸地，呈
爬行的姿勢。

拱背

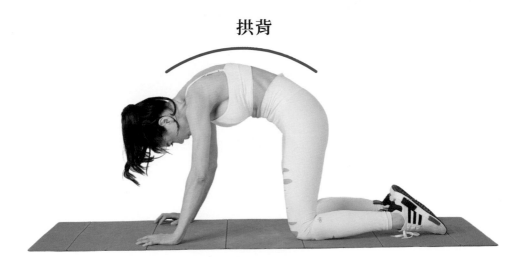

凹背

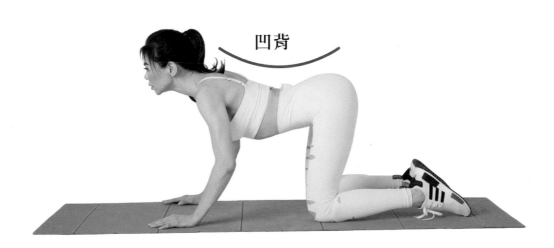

動作

2　拱背，頭向內縮。

動作

3　凹背，腰下壓、頭向上抬起看前方。

日常 山羊挺身

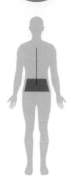

訓練部位〉下背部
訓練次數〉10 下為 1 組,進行 2~3 組訓練

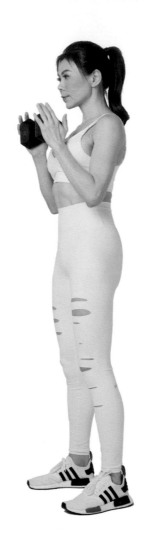

動作

1　將 3 公斤的啞鈴舉至胸口處進行預備,雙腳踩開與肩同寬,腳尖朝前,

TIPS

1. 「山羊挺身」與「早安式硬舉」有點相似，但是回正角度不太相同。

2. 山羊挺身針對下背部的訓練強度很大，所以在 10 下訓練後，通常會覺得下背部很痠，很有感覺。

3. 上述兩個動作是針對下背部的訓練，訓練好下背部後再進行其他高階動作。否則需凹背執行時，會覺得下背部承受太大的壓力。

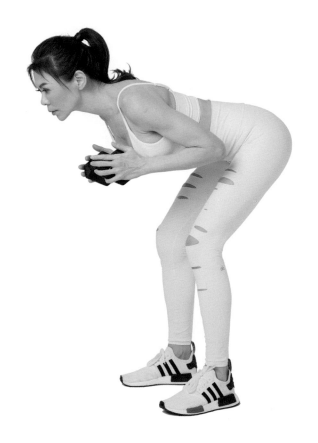

動作

2　屈髖向下，臀部抬到最高，腿後緊繃，下背往下壓至平行地板。

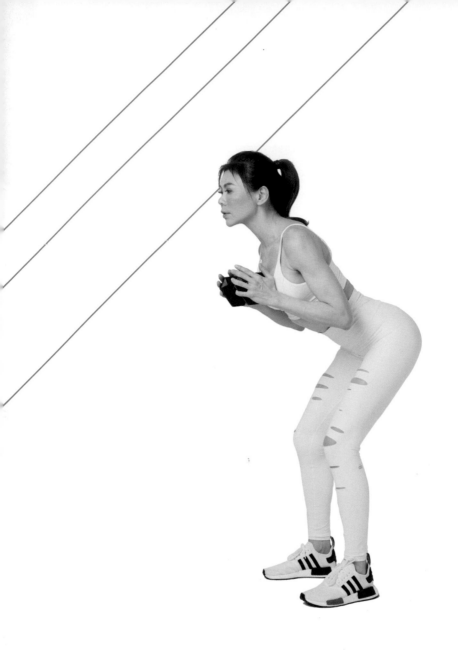

動作 ── 山羊挺身回正

1. 把背部往上抬高至45度，眼睛看向正前方，1秒後吐氣回，看向地板。
2. 接著吸氣向上，感受只有下背在動，臀、腿不動，吐氣回。
3. 再往上抬高，眼睛看向正前方，吐氣回。

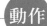動作 早安式硬舉回正

1. 屈髖向下，臀部抬高，腿後緊縮，頂髖回正、站直。

日常 **體線直背 拉開彈力帶訓練**

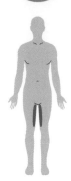

訓練部位〉**大腿內側肌**

訓練次數〉**以 10 下為 1 組，進行 3 組訓練**

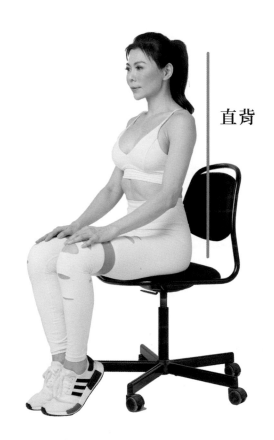

直背

動作

1   坐在椅子上，將彈力帶扣在膝蓋上方 5 公分處。

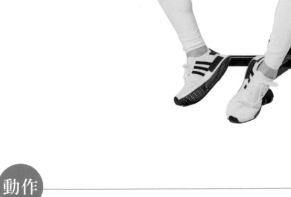

動作

2　背打直，雙腳向外拉開彈力帶，直到感覺到緊繃為止。

日常 體線凹背 拉開彈力帶訓練

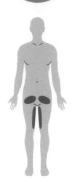

訓練部位 〉 大腿內側肌、臀中肌
訓練次數 〉 10 下為 1 組，進行 3 組訓練

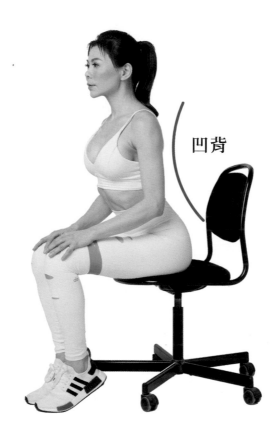

凹背

動作

1 坐在椅子上，將彈力帶扣在膝蓋上方 5 公分處。

TIPS

當你坐姿正常直背拉開彈力帶時，訓練較多大腿內側肌，但如果凹背拉開彈力帶時，很明顯可以感覺到臀中肌緊繃有感。

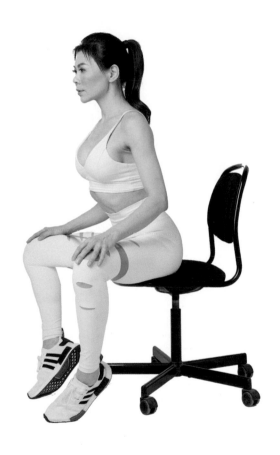

動作

2　凹背，雙腳向外拉開彈力帶，直到感覺到緊繃為止。

初階 屈髖頂髖訓練

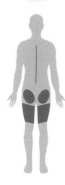

訓練部位〉**臀部、股二頭肌**

訓練次數〉**以 10 下為 1 組，進行 2 組訓練**

TIPS

1. 屈髖時，背部盡可能往下壓，不要拱背。臀部抬到最高，腿後感到緊繃。

2. 頂髖時，臀部往前頂，順便內夾，夾得像石頭，勿振動膝蓋。

背部下壓

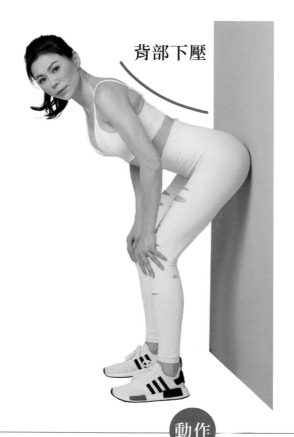

動作

1　雙腳距離牆一個球鞋寬，兩腳距離與肩膀同寬，腳尖朝前。

動作

2　把臀部往後倚牆，下背往下壓，兩腳腳尖朝前，屈髖向下。

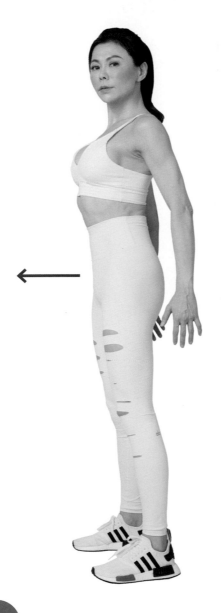

動作

3　臀部往前推出，手刀向下，臀部內夾。膝蓋保持自然度的彎度。

初階 分臀訓練

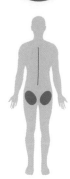

訓練部位〉右臀、左臀分開訓練

訓練次數〉右左各 10~15 下為一組，進行 3 組訓練

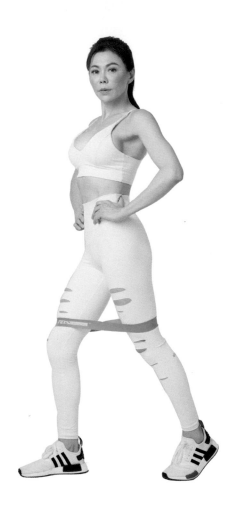

動作　　左腳

1　將彈力帶放在膝蓋上方 5 公分的位置，兩腳跨開做出一個小弓箭步，右腳在前，左腳在後。

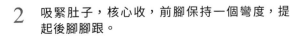

動作   **左腳**

2 吸緊肚子，核心收，前腳保持一個彎度，提
起後腳腳跟。

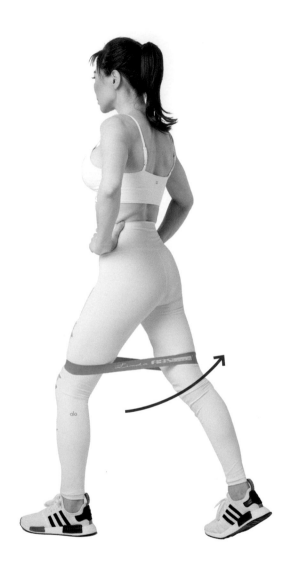

動作　　右腳

3　吸氣時將後腳伸直，右臀緊繃。

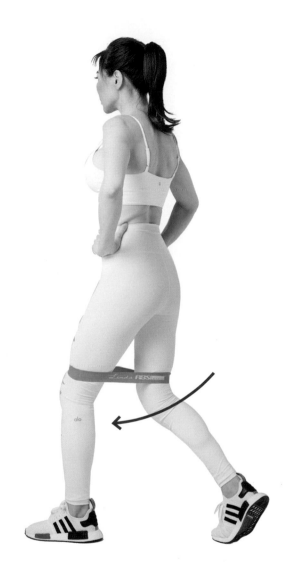

動作　　右腳

4　屈腿，氣吐掉。

初階 # 橋式頂髖

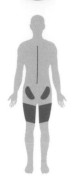

訓練部位〉臀大肌、股二頭肌

訓練次數〉左右腳各 10~12 下為一組,進行 3 組訓練

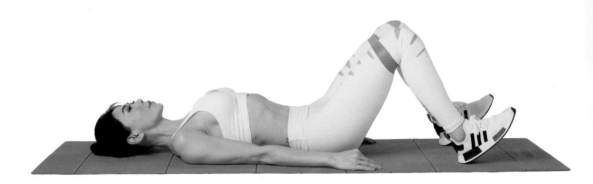

動作

1　先採仰臥姿,大小腿維持 90 度,腳跟頂住地板,腳尖離地。

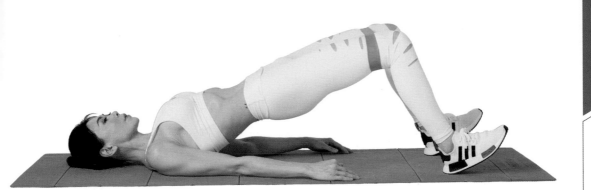

動作

2　臀部抬高，雙腿拉開彈力帶，維持一秒。

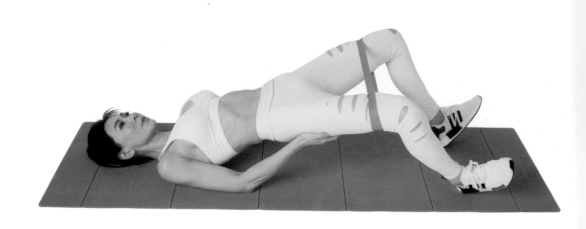

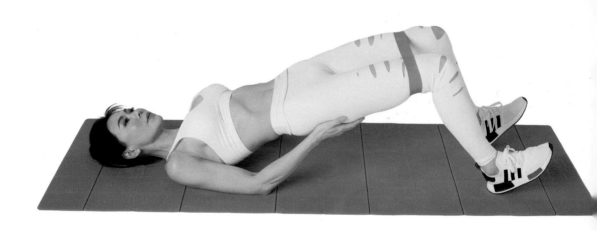

3　吸氣時，抬高臀部，記得肋骨不可以外翻，臀部往上抬並內夾，
　　彈力帶拉開。

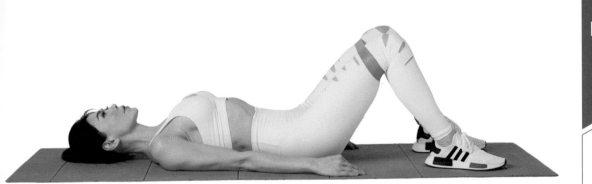

動作

4　吐氣時，讓臀部落地回正。

初階 **單腳橋式**

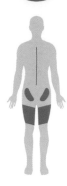

訓練部位〉**臀大肌、腿後肌群**

訓練次數〉**左右腳各 10~12 下為一組，進行 3 組訓練**

TIPS

進階版：若腳跟扣地，腳尖離地，更能強化大腿後方的股二頭肌，訓練這個部位的肌肉，可以幫助消除腿後的橘皮，美化臀形。

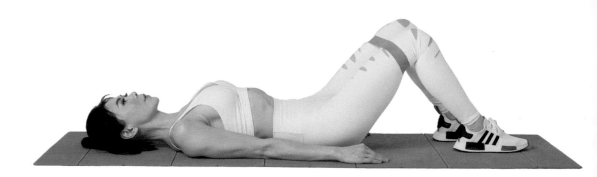

動作

1 先採仰臥姿，將 23 公分的彈力帶放在膝蓋上方 5 公分，大小腿維持 90 度角。

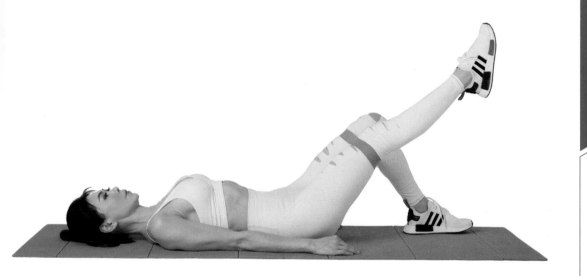

動作

2 左腳頂住瑜珈墊，吸緊肚子，將臀部往上抬高。

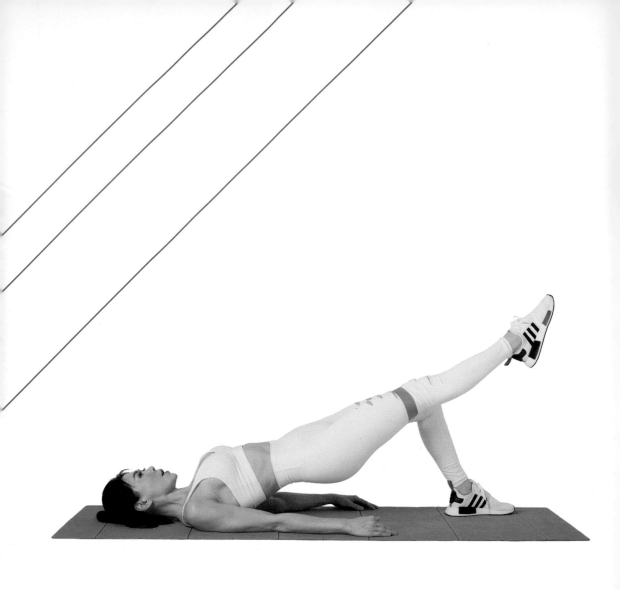

動作

3　維持穩定 1~2 秒後，臀部慢慢落地，重複動作，臀部抬高、落地。

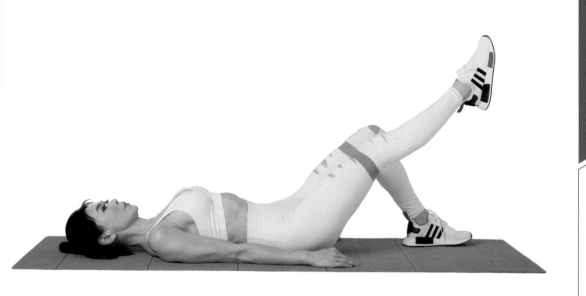

初階 正後抬、側抬、斜後45度抬腿

訓練部位〉臀大肌、臀中肌、臀小肌

訓練次數〉左右腳正後方 15 下、斜後 45 度抬 15 下，正側方抬 15 下為
1 組，進行 2 組訓練

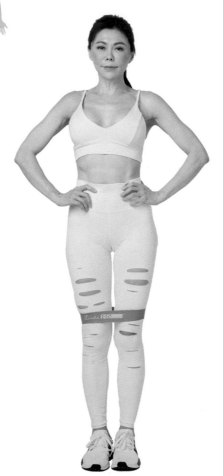

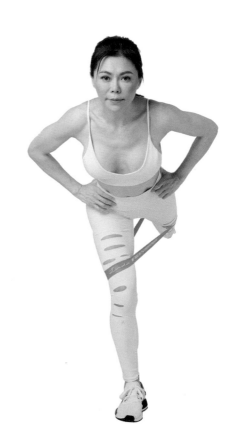

動作 | 正後抬

1　將彈力帶扣在膝蓋上方 5 公分處。

動作 | 正後抬

2　將左腳往正後方抬 15 下。

TIPS

1. 重心不穩時，可以扶著牆，上半身向前傾，讓動作角度拉大。
2. 如果要更加刺激臀中肌，可多練習斜後 45 度踢腿，並且以凹腰翹臀的姿勢做，效果更好。

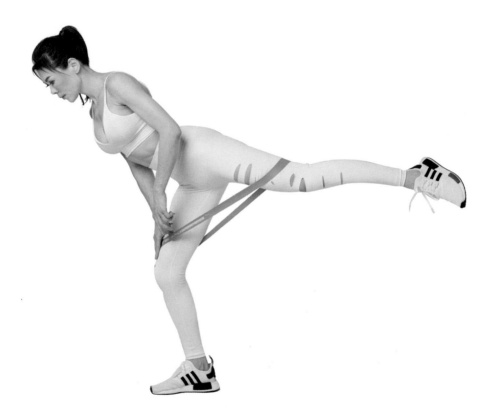

動作　正後抬側面

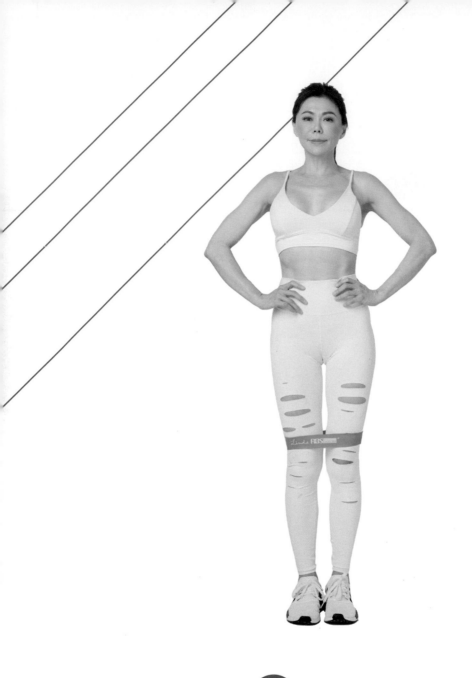

動作　側抬

動作　側抬

3　正側方抬 10 下。

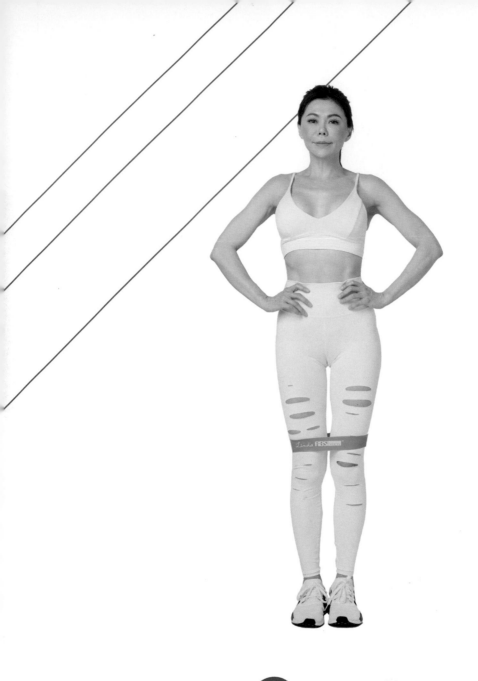

動作 　45 度抬

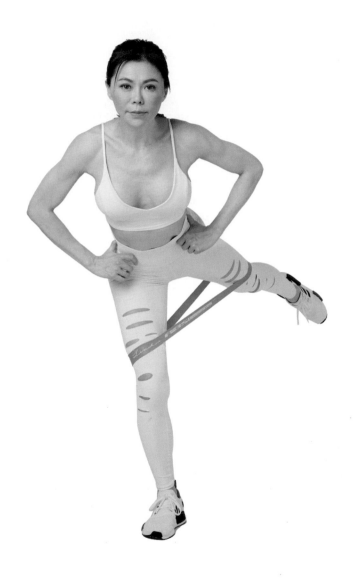

動作　45 度抬

4　斜後方 45 度抬 15 下。

初階 Lunge 分腿蹲

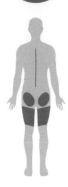

訓練部位 〉股四頭肌、股二頭肌、臀部

訓練次數 〉左右腳各 10 下輪替為一組,進行 3 組訓練

TIPS

1. 上背部向前傾,臀部更加後翹,可以加深對臀部的訓練。

2. 進行倚牆 Lunge 訓練時,把腳跟、腳尖都扣住牆,訓練的感受度會比離開牆面的感受度更好。

3. 如果覺得強度不夠,可以左右手各負重 3~4 公斤的啞鈴進行訓練。

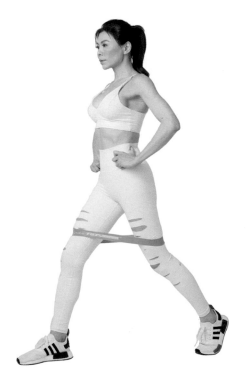

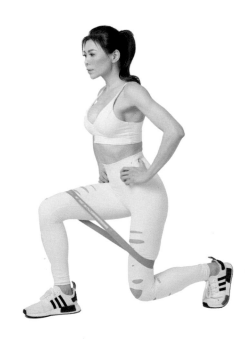

動作

1 將彈力帶放在膝蓋上 5 公分處,雙腳一前一後,呈弓箭步。

動作

2 向下蹲低,雙腳都打出直角。

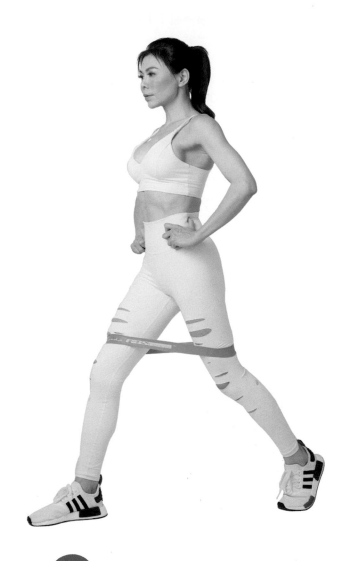

動作

3　回正往上時不要震動膝蓋。

中階

墊上髖外展訓練

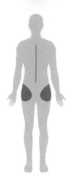

訓練部位〉**臀中肌**

訓練次數〉**左右各** 10~12 下為一組，訓練三組

TIPS

1. 進行髖外展動作，拉開彈力帶，至極限時維持 1~2 秒鐘，要感受到彈力帶的阻力，也可以試著用手指去碰觸一下左臀高點，也就是臀中肌的位置是否緊繃。

2. 動作緩慢、穩定紮實。

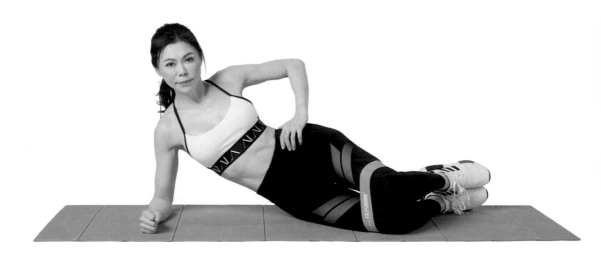

動作

1　將彈力帶放在大腿上方 5 公分位置，身體向右側躺，右手肘在肩膀正下方，下巴與身體保持一顆蘋果的距離，雙腿併攏成屈腿狀態。

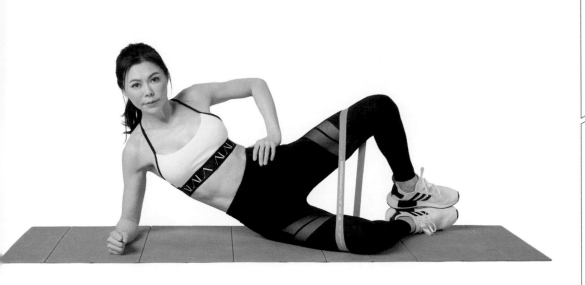

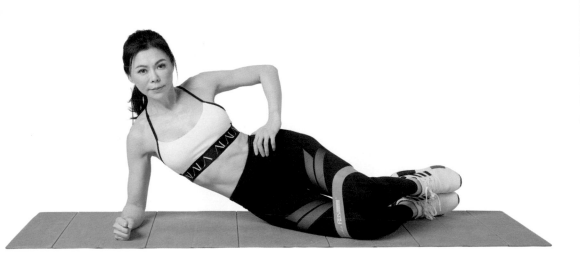

動作

2　吸緊肚子，將膝蓋處彈力帶拉開至能感
　　受到身體抖動的寬度，停留 1~2 秒。

彈力帶深蹲

訓練部位〉臀部、腿部、核心、背部
訓練次數〉10~20 秒為一組,每日進行 10 組的訓練

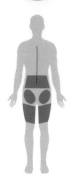

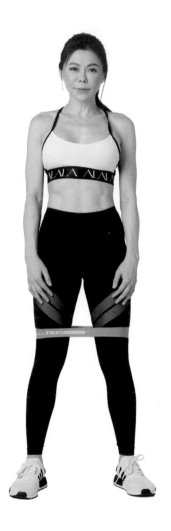

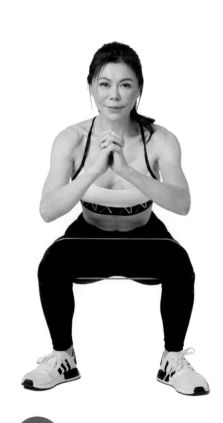

動作

1　將彈力帶放在膝蓋上方 5 公分位置,採站姿。

動作

2　雙腳踩開與肩同寬,接著腳尖朝外 5 度,膝蓋同方向拉開。

TIPS

1. 深蹲時，要訓練到臀部的要訣就是「臀部後走」及膝蓋朝外 5 度、重心踩在腳跟。

2. 彈力帶深蹲遠比徒手深蹲的效能高上三倍，建議大家做深蹲時，可以使用 23 公分的彈力帶來輔助進行。

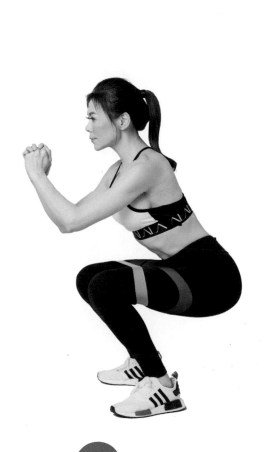

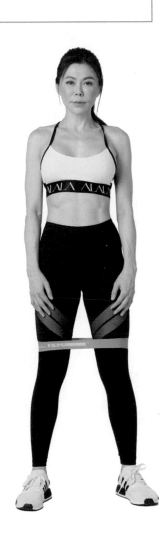

動作

3　吸緊肚子，維持核心穩定，重心踩在腳跟，慢慢往下，身體穩定後，拉開彈力帶，讓膝蓋對齊腳尖方向並朝外 5 度，維持 10~20 秒。

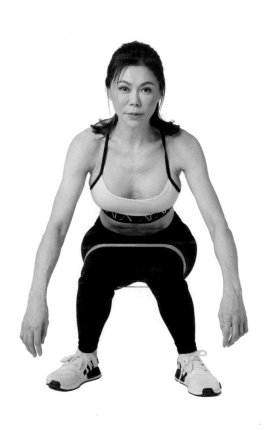

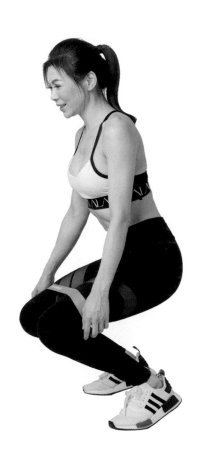

身體重心朝前

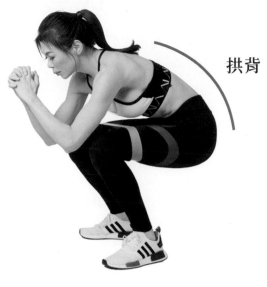

拱背

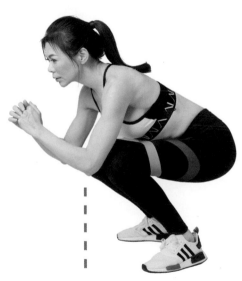

拱背 / 膝蓋超出腳尖太多

中階 臀推 — 徒手式雙腳臀推

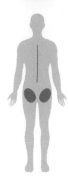

訓練部位〉臀大肌、臀中肌、臀小肌

訓練次數〉10~12 下為一組,進行 3~5 組訓練

TIPS

1. 居家進行臀推時,要確保椅子的穩定度,注意安全,以免發生意外。

2. 訓練時,可以採取負重方式來進行臀推訓練,在健美訓練時,女性臀推的負重可以達到 150 公斤 /1RM,所以請不要小看自己的髖部,臀部力量是非常大的。

3. 進行雙腳臀推時,建議可以把負重物放在髖部上。

   (負重時,可使用 4 ～ 5 公斤的啞鈴,或 8 公斤壺鈴。)

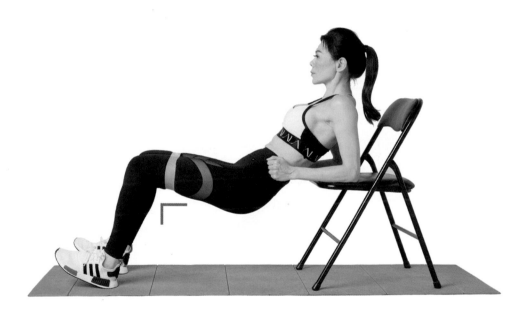

動作

1 　將彈力帶放在膝蓋上方 5 公分處,身體向後仰,雙手手肘撐住椅子。

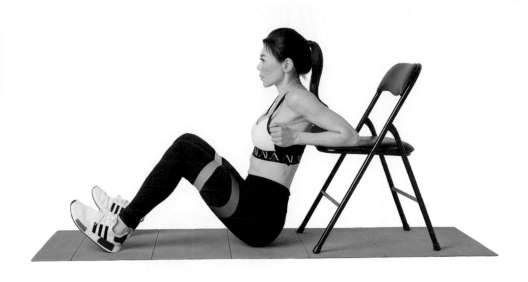

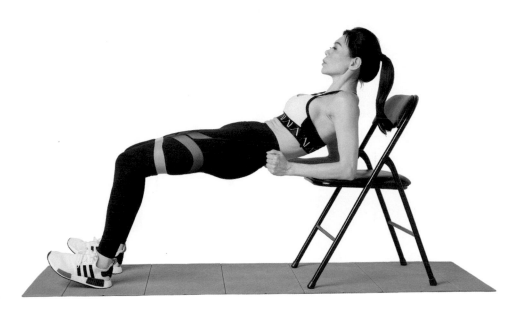

動作

2　腳跟抵住地板，腳尖離地，大小腿維持 90 度角。

動作

3　將臀部上抬至頂並內夾，眼神看向鼠蹊部，吐氣時讓臀部慢慢落向地板。

中階 臀推 —— 單腳臀推

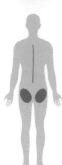

訓練部位 > 臀大肌、臀中肌、臀小肌

訓練次數 > 左右各 12 下為一組,進行 3 組訓練

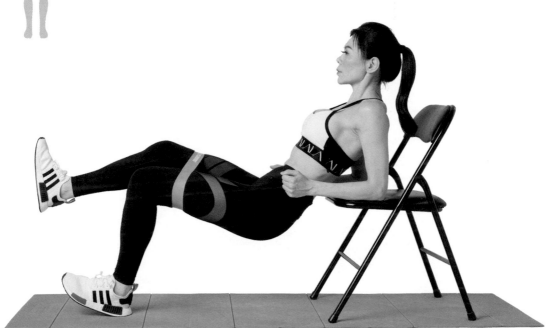

動作 　左腳

1　左腳頂住地板,右腳離開。

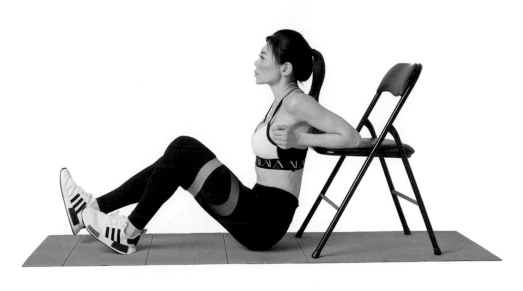

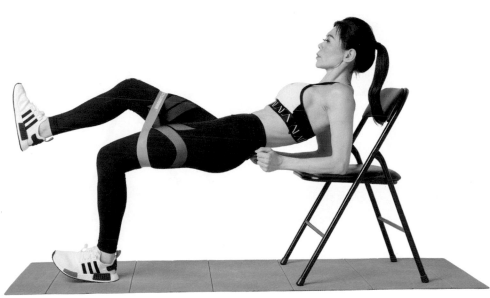

動作　　左腳

2　臀部慢慢落向地板，右腳不落地，
　　臀部快速往上推至頂，臀部內夾。

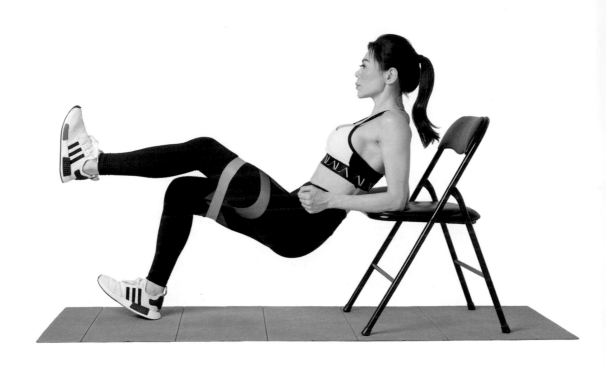

動作 ── 右腳

1　右腳頂住地板，左腳離開。

118

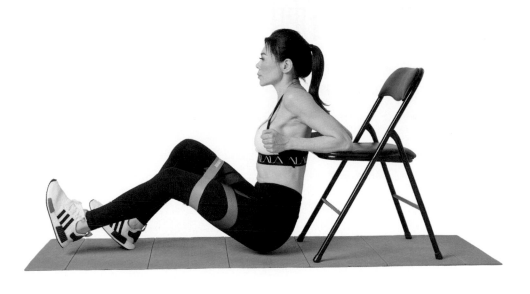

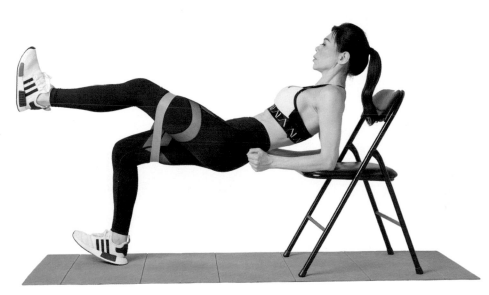

動作 右腳

2 臀部慢慢落向地板，左腳不落地，
臀部快速往上推至頂，臀部內夾。

中階 俯臥後抬腿

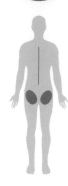

訓練部位〉**臀大肌、臀中肌、臀小肌**

訓練次數〉**左右腳及雙腳各 10 下，共 30 下為一組，進行 2 組訓練**

TIPS

1. 因為胸口貼地，所以在執行時感覺胸口悶悶的，這是很正常的。

2. 動作時記得配合吸氣、吐氣。

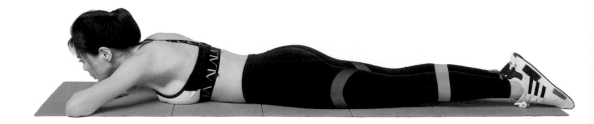

動作

1 彈力帶放在小腿一半，俯臥在瑜珈墊上，雙手互疊扣在下巴下方。

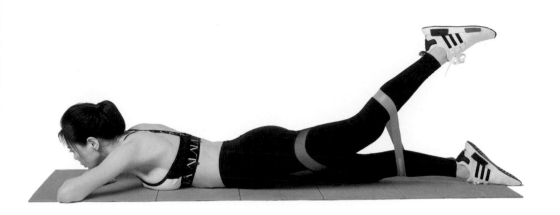

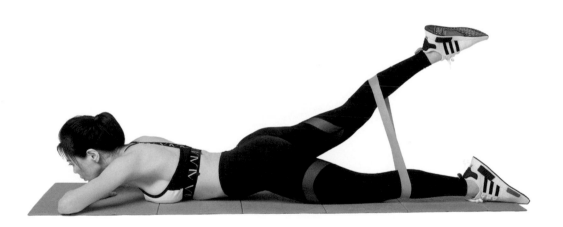

動作

2　吸氣將臀、腿抬高並拉開
　彈力帶，右腳頂住瑜珈墊，
　左腳往上抬高伸直，共 10
　下。

動作

3　換左腳抵住，右腳抬高 10 下。

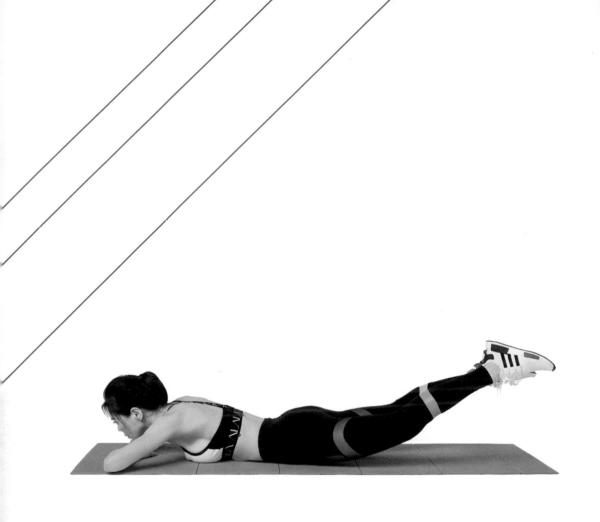

動作

4　雙腳向上抬高 10 下。

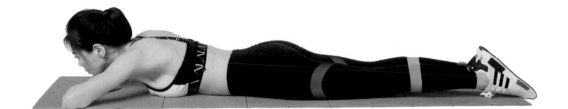

動作

5　吐氣時慢慢回正。

中階 螃蟹橫走

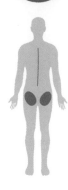

訓練部位〉臀大肌、臀中肌、臀小肌

訓練次數〉左右各走 12 步為 1 組，進行 2~3 組訓練

TIPS

1. 這個動作要做的不是深蹲，是淺蹲，每一組動作都要確定是在凹腰、翹臀的狀態下緩慢執行。

2. 在移動時，身體一定要維持在一定高度，不可忽高忽低、上下晃動。

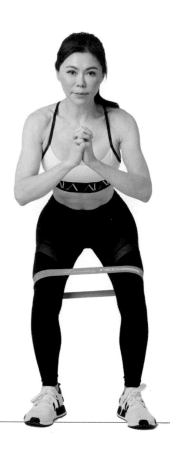

動作

1　將彈力帶扣在膝蓋上方 5 公分位置，採站姿，凹腰翹臀。

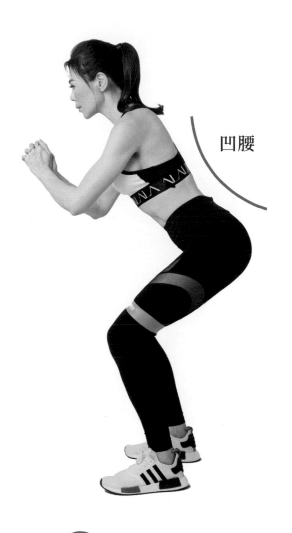

凹腰

動作　側面

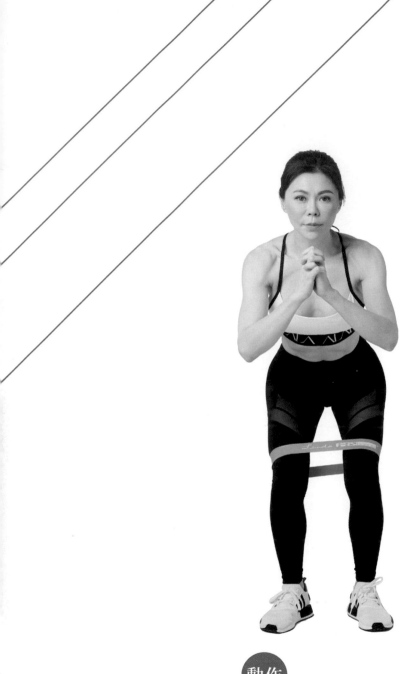

2　緩慢的下蹲至淺蹲位置。

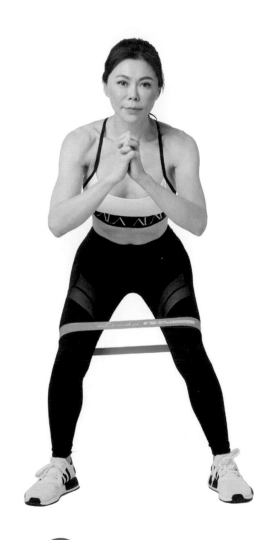

動作

3   向右走 12 步,再往左走 12 步。

中階 椅子凹背上下走

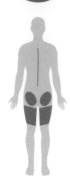

訓練部位〉 臀部、腿部
訓練次數〉 右腳、左腳各 10 下為 1 組，進行 2 組訓練

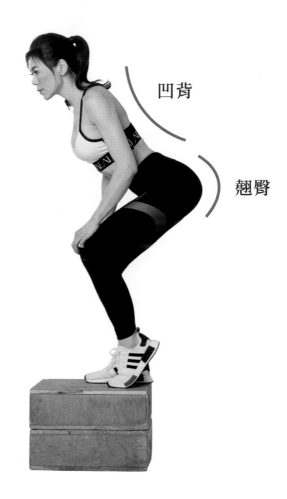

凹背

翹臀

動作

1　下背凹，臀部翹，身體微微朝前傾斜，右腳實踩，
　　左腳往上虛踩，腳尖踩、腳跟提。

TIPS

1. 在居家或辦公室時，用椅子或走樓梯時就可以進行的訓練。

2. 如果是使用椅子，必須使用約與膝蓋同高並且穩固的椅子。切記勿以平背進行，否則腿部會承受過多的力量，臀部卻沒有獲得訓練，重點要放在「下背凹，臀部翹」。

3. 可以用左右手扣住 3 公斤的啞鈴，有負重的情況下，可以達到更好的訓練效果喔！

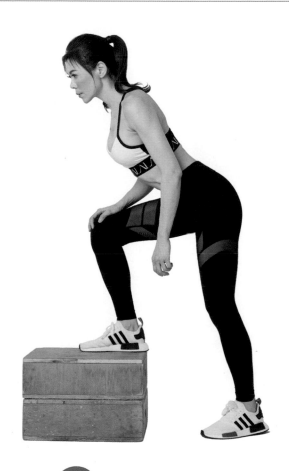

動作

2 　左腳先下。

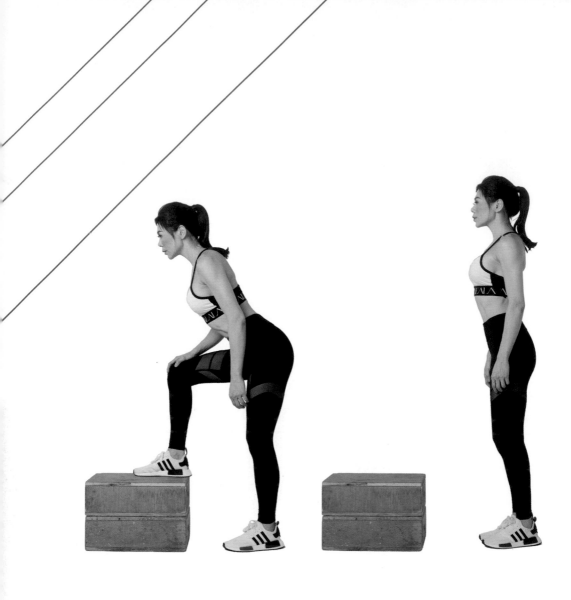

3　再下右腳，完成一次動作。

如果一直維持「背平」的姿勢走樓梯，訓練到的會是腿部，這就是為什麼現代人很多都有「臀部失憶症」。很多人的股四頭肌非常發達，大腿很粗，在深蹲訓練時，只會感受到大腿痠，但是臀部卻像得了失憶症一樣軟趴趴的，不懂怎麼用力，其實在日常生活中，我們就可以找到很多機會來改善。舉例來說，走樓梯時，可以「下背下壓，屁股撅」，也就是往上踩每一階樓梯時，都採用「硬舉」的訓練方式，速度放慢往上踩樓梯。重點就是要把下背往下壓，臀部要刻意朝後。這個動作的好處是可以啟動左右臀的臀肌，通知你的臀部該出來工作囉！

複合式動作

一個 Side Lunge 兩個 Sumo Squa

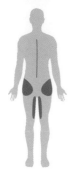

訓練部位〉臀中肌、大腿內收肌群

訓練次數〉左右分別一個 Side Lunge 兩個 Sumo Squat，為一組，進
行 10 組訓練

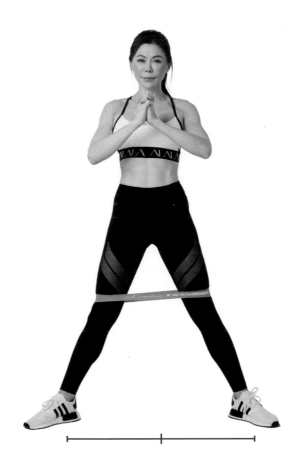

動作

1　將彈力帶扣在膝蓋上方 5 公分處，兩腳張開距離為肩寬的兩倍，
腳尖朝外 45 度。

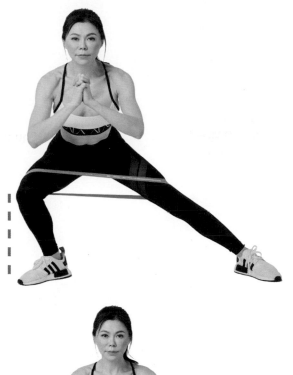

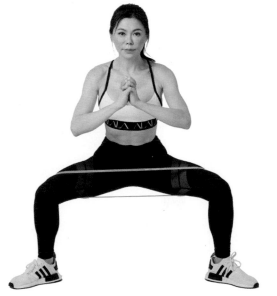

動作

2 先做一個右側 Lunge，臀部朝後，身體重心向右，記得膝蓋不要超過腳尖。

動作

3 再做兩個 Sumo Squat：雙腳向外 45 度並往兩側張開，距離約為兩倍肩寬。

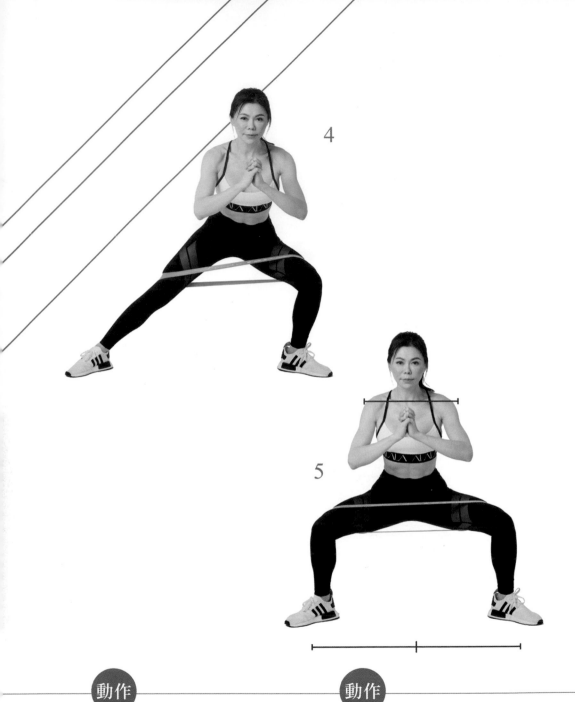

4

5

動作

4　再做一個右側 Lunge，臀部朝後，身體重心向左，膝蓋不超過腳尖。

動作

5　吸氣時，往下深蹲，膝蓋拉開對齊腳尖方向，頂髖往內夾臀。小腿垂直地版。

6

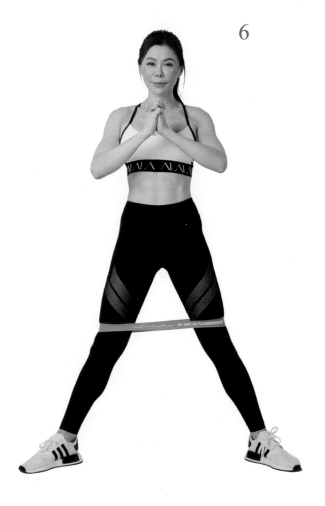

動作

6 　停留 1 秒後，快速上夾頂髖，夾緊臀部。

高階 Leg curls 俯臥腿彎舉啞鈴

訓練部位〉股二頭肌、大腿後側肌群

訓練次數〉左右腿各 12 下為 1 組，進行 2~3 組訓練

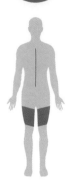

TIPS

能力許可的話，可使用 4~5 公斤的啞鈴，會感受到股二頭肌非常緊繃，這個動作針對消除、改善大腿後側的橘皮及提高臀部下緣，會有很大的幫助。

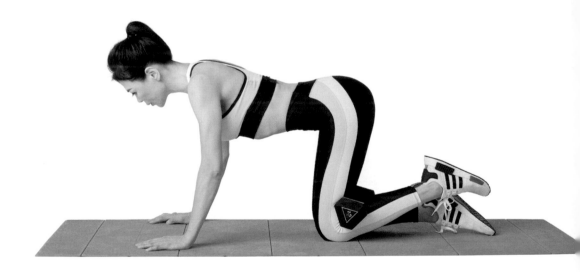

動作

1　在瑜珈墊上呈現貓式，右腳頂住地板，左腳扣住 2~3 公斤的啞鈴（能力許可的話，也可使用 3~5 公斤），夾在左腳的大小腿中間，讓啞鈴不落地。

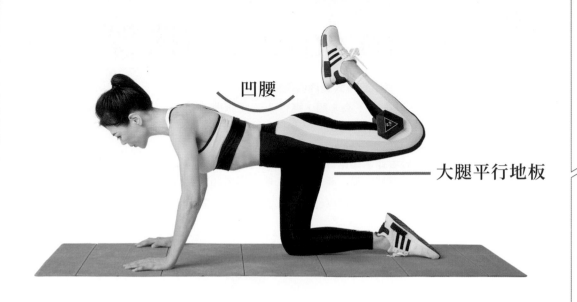

凹腰

—— 大腿平行地板

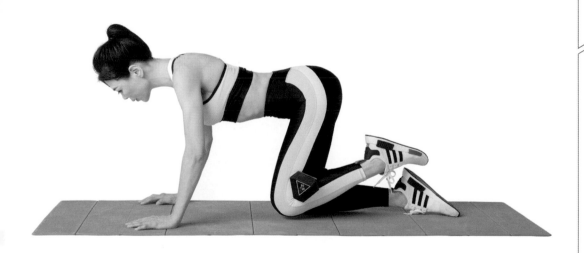

動作

2　保持凹腰、翹臀，吸氣時
將左腳往上抬高，抬到大
腿平行地板，停留 1 秒。

動作

3　回正時吐氣，數 3、2、1 放慢
速，左腳不落地。

137

Sumo squat 相撲深蹲

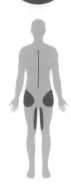

訓練部位 > 臀中肌、大腿內收肌群

訓練次數 > 以 15 下為 1 組，進行 3~4 組訓練

TIPS

1. 中年婦女和產後媽媽可以多加訓練 Sumo Squat，臀中肌越發達，臀部就會越往上提，視覺效果上能讓腿看起來更修長喔！

2. 一開始訓練時，可以從徒手或 3 公斤啞鈴開始，再慢慢增加重量。

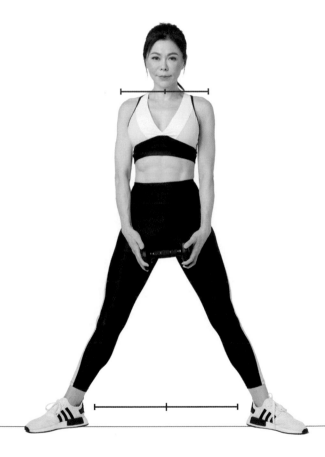

動作

1 手持 3 公斤的啞鈴，雙腳向外 45 度並往兩側張開，距離約為兩倍肩寬。

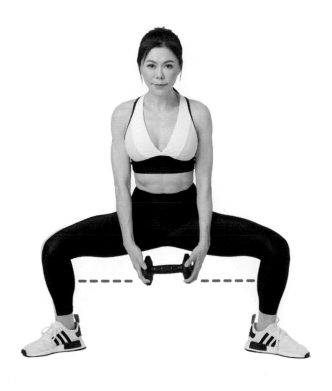

動作

2 吸氣時，往下深蹲，膝蓋拉開對齊腳尖方向，頂髖往內夾臀。
   小腿垂直地版，啞鈴位置來到小腿的一半。

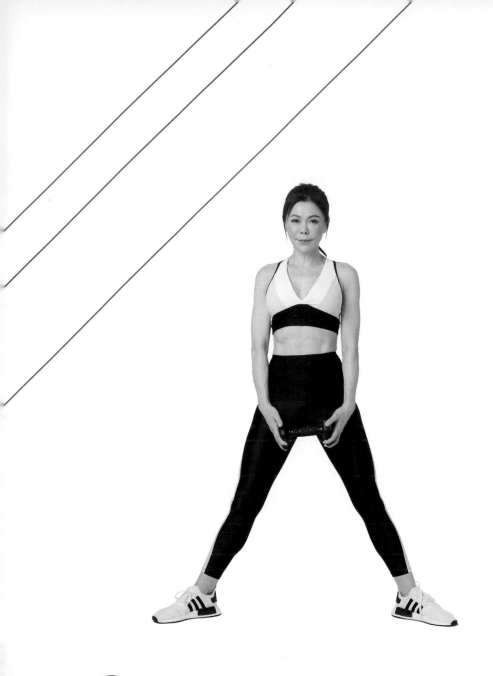

3　停留 1 秒後，快速上夾頂髖，夾緊臀部。

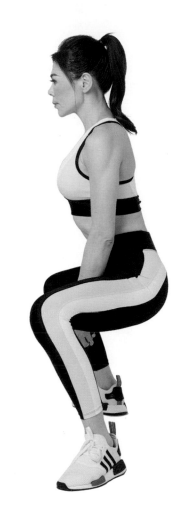

高階 驢子蹬腿

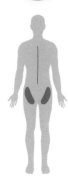

訓練部位〉**臀大肌**

訓練次數〉**左右腳各 10 下為 1 組，進行 2~3 組訓練。**

TIPS

此動作針對臀部下緣的上提有很大的幫助。

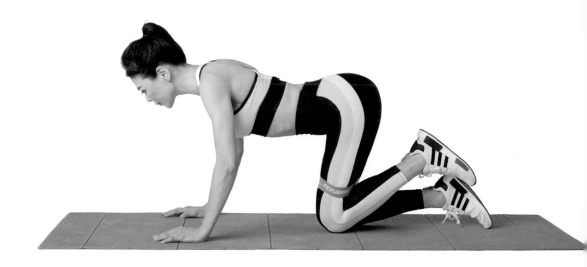

動作 ── **左腿**

1 　將彈力帶扣在膝蓋上方 5 公分處，採貓式。

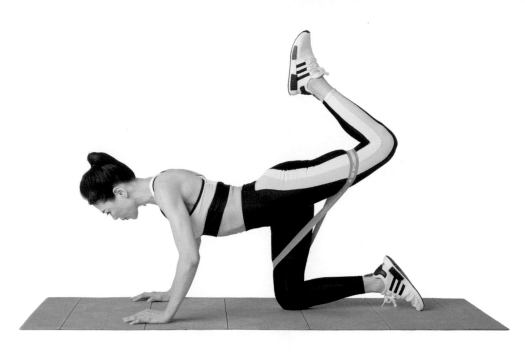

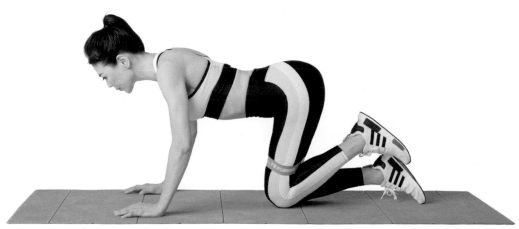

動作　　左腿

2　右腳抵住瑜珈墊，左腳朝天花板方向蹬腿，盡量蹬高一點，連續 10 下。

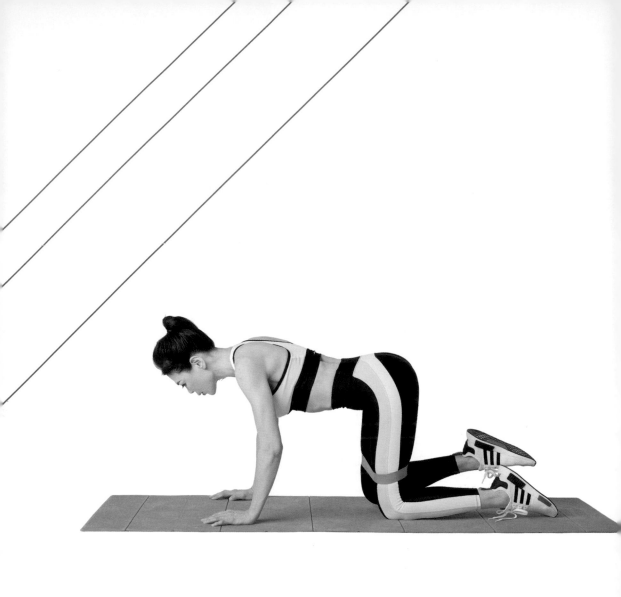

動作　右腿

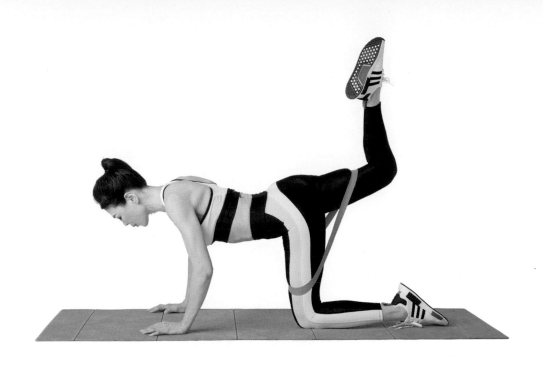

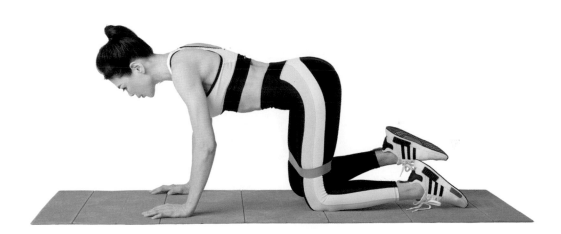

動作 右腿

彈力帶深蹲開合

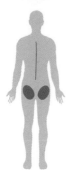

訓練部位〉臀大肌、臀中肌、臀小肌
訓練次數〉10 下為 1 組，進行 3 組訓練

TIPS
每組動作（拉開，回正）用 2 秒鐘來完成。

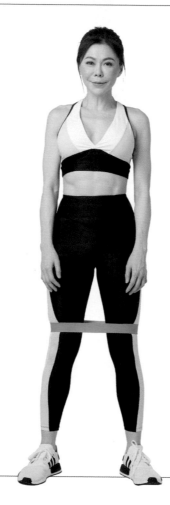

動作

1　彈力帶扣在膝蓋上方 5 公分處，採站姿。

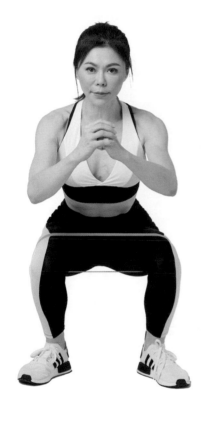
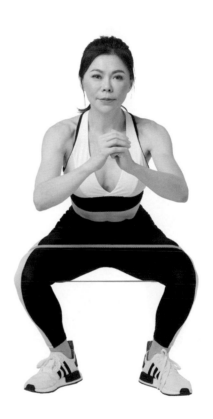

動作

2　吸氣時深蹲，保持下背凹、
　　臀部翹。

動作

3　動作穩定後，把膝蓋朝外拉開
　　彈力帶，膝蓋拉開的角度不必
　　過大。

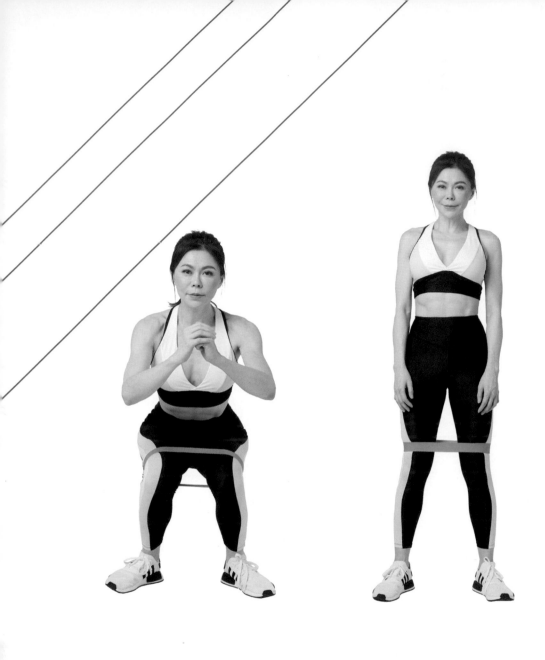

動作

4   吐氣時，慢慢回正。

NG 錯誤示範

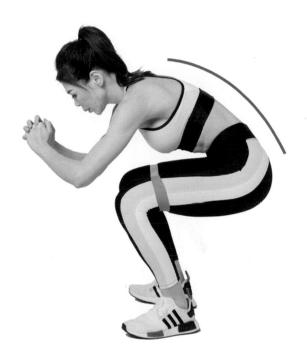

拱背

高階 # 彈力帶淺蹲開合

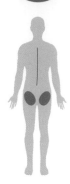

訓練部位〉臀大肌、臀中肌、臀小肌

訓練次數〉10 下為 1 組，進行 3 組訓練，每組訓練中間休息 30 秒

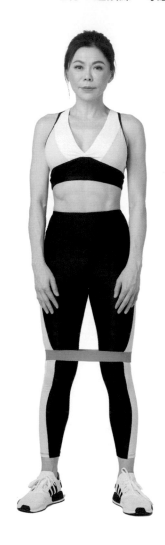

動作

1　將彈力帶扣在膝蓋上方 5 公分處，呈站姿。

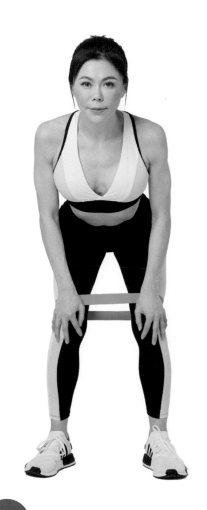

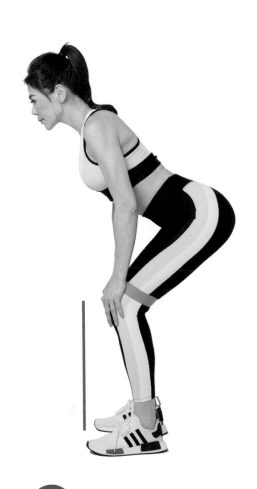

動作　　　　　　　　　　　　　動作　　側面

2　淺蹲下，一樣維持背凹臀翹，膝蓋可
　　以微朝前，但勿超過腳尖。

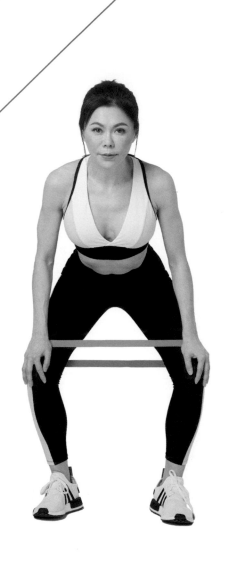

3　膝蓋朝外拉開彈力帶。

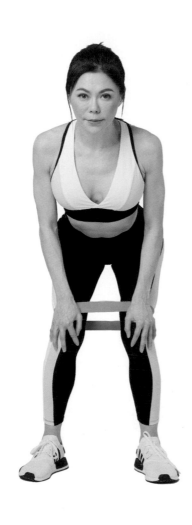

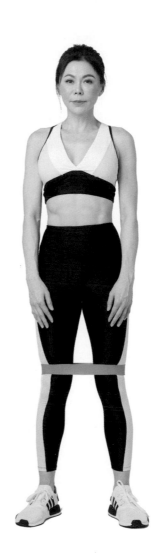

動作

4　吐氣時，慢慢回正。

高階 小狗尿尿式

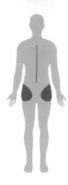

訓練部位〉**臀中肌**

訓練次數〉**左右腳各 10 下為 1 組，進行 2~3 組訓練**

TIPS

這個動作不太容易，很多人會犯的錯誤是，吸氣向上時會記得保持下背凹，但吐氣時卻拱背，因此建議訓練時要對著鏡子，全程都在「下背凹，臀部翹」的狀態下進行哦！可以用不同的速度進行訓練，會對臀部造成不同的刺激。

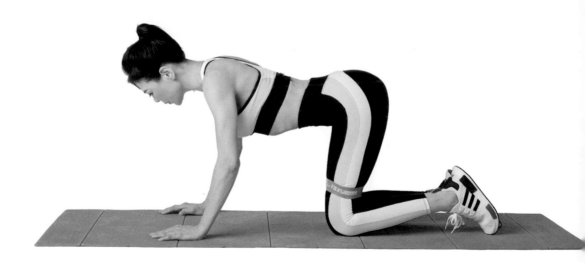

動作

1　將彈力帶扣在膝蓋上方 5 公分處，呈貓式，手臂微微屈彎。

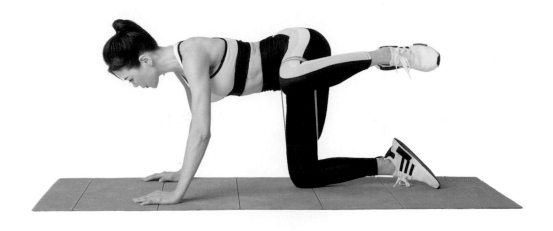

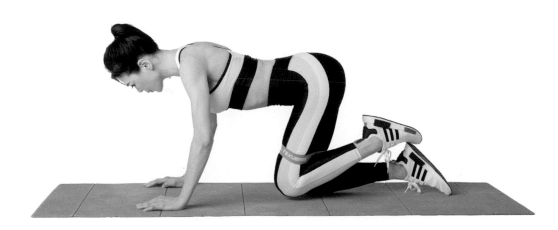

動作

2　下背下凹、臀部翹，以右
　腳為重心頂住瑜珈墊，吸
　氣時，左腳往外開。

動作

3　回正時吐氣放慢，膝蓋盡量不
　要落地。

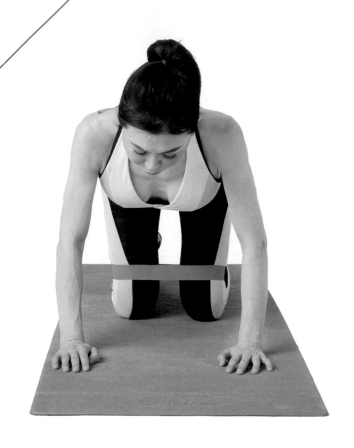

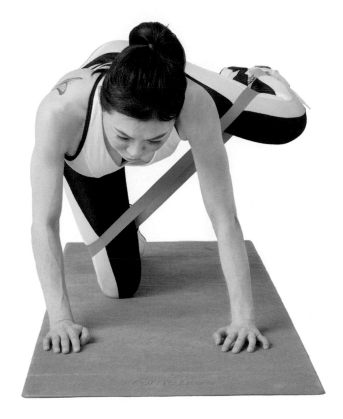

動作　正面

高階 保加利亞分腿蹲

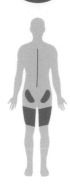

訓練部位〉**單側臀肌、股四頭肌、股二頭肌**

訓練次數〉**左右腳各 10 下為一組,進行 3 組訓練。**

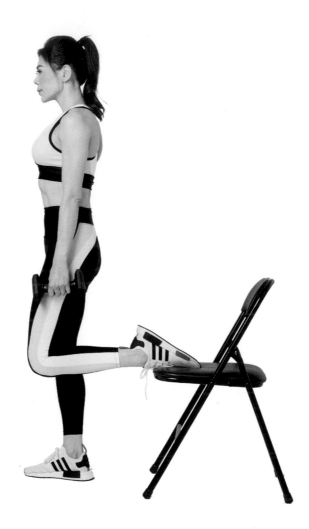

動作

1　準備一把,膝蓋高度左右的椅子,左腳背扣在椅子上。

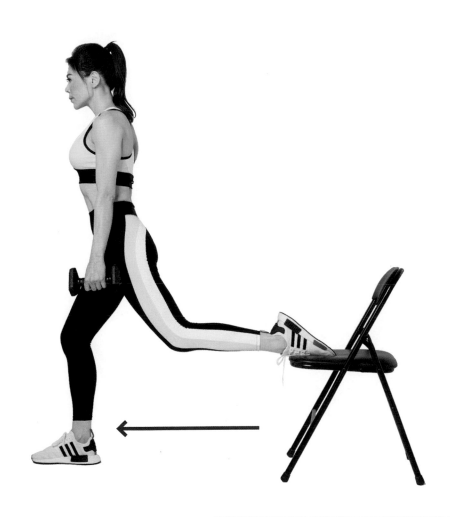

動作

2   穩定後，右腳往前跳躍到最遠處。

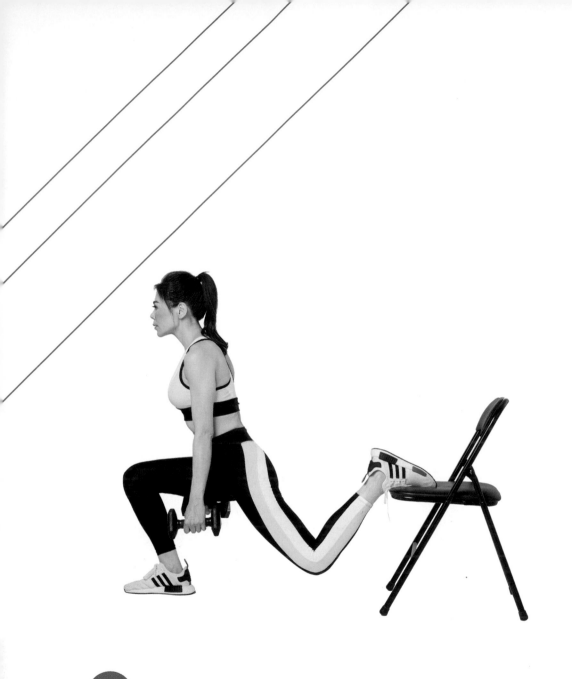

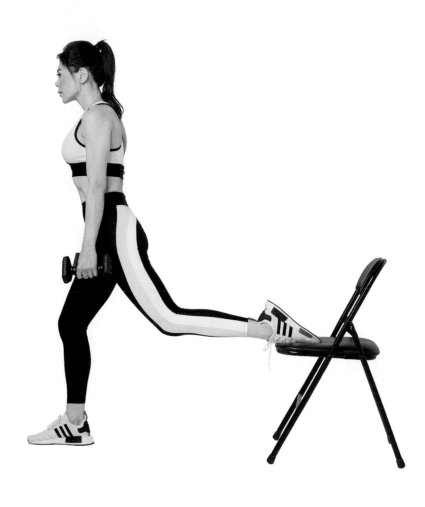

動作

4　吐氣時回正，站直時，不要大幅度震動膝蓋。

NG 錯誤示範

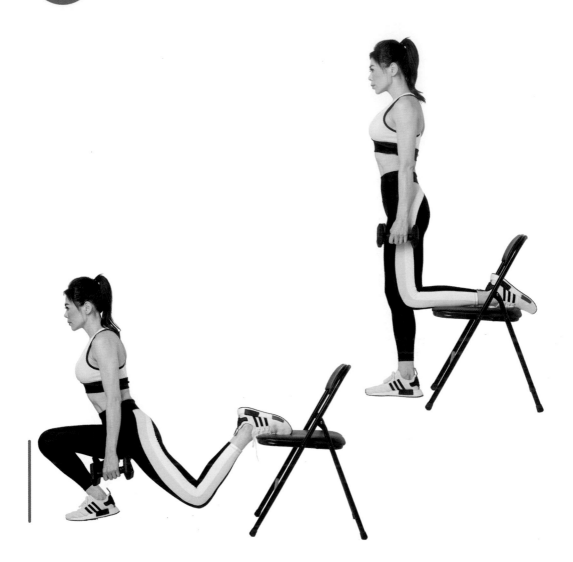

動作 膝蓋

1 下蹲時，膝蓋超過角尖太多，造成膝蓋壓力太大。

動作 小腿

2 預備動作時將整個小腿擺放在椅子上，下蹲不易。

傳統的深蹲對「股四頭肌」（大腿前側）的訓練比較多。而「保加利亞分腿蹲」屬於比較斜面的訓練，因為訓練角度不同，身體微朝前可針對臀部跟腿後的刺激比較多，但是對「股四頭肌」的刺激比較少，是很受健身女性們歡迎的訓練動作。

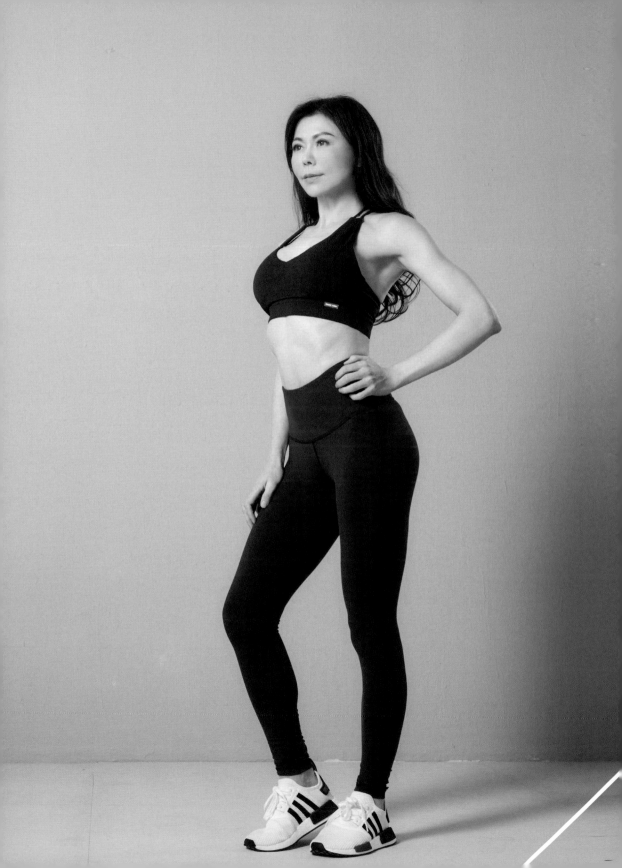

Chapter 3

我是自己的驕傲——學員認證分享

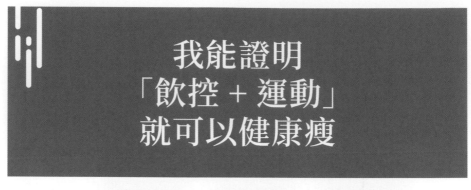

我能證明 「飲控 + 運動」 就可以健康瘦

見證人
Lisa

37 歲

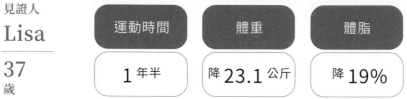

運動時間	體重	體脂
1 年半	降 23.1 公斤	降 19%

以前試過許多大大小小的減重方法，但是當然的，都一一失敗了！吃減肥藥那段時間有瘦下來，但是光是瘦沒用，身體完全沒有線條，蝴蝶袖還是一樣存在，而且一停藥馬上復胖。看著鏡子裡 81.9 公斤的自己，心情一天比一天差，後來甚至胖到完全不敢出門，而且容易頭暈，體檢報告出來更是滿江紅，驚覺自己這樣下去不行，一定要完完全全地瘦下來，打造易瘦體質！

2018 年的 2 月，某天在老師的粉絲專頁上，看到許多跟著老師瘦身成功的案例，當時心裡一直在想，真的有這麼厲害嗎？猶豫了很久，終於下定決心報名，完成第一期的報名後都還沒開課，我馬上接著報了第二期，因為總覺得至少要兩期才會有效果吧？第一次上課的那天，踏入不熟悉的陌生環境，真的好想逃走，但想想不行，我錢都繳了，一定要狠下心來好好運動。Linda 老師實在太會教了！照著老師說的做，

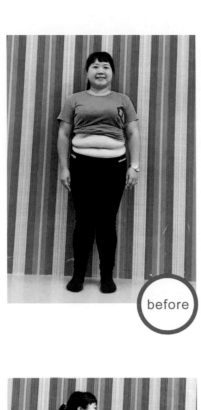

before

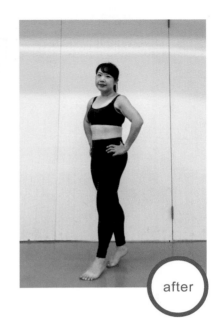

after

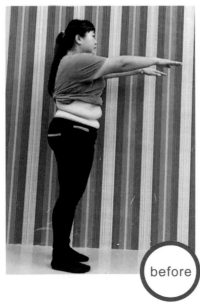

before

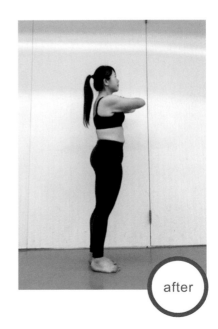

after

我居然在第一期的課還沒結束時,腰圍就少了 9 公分,雖然很累,但是真的很開心!

於是在第二期的課結束後,我馬上又報名了課程。第三、四期的時候,我除了固定要上的團班課外,還會到健身房或是在家中自主訓練,不管是飲食還是運動,我都很用心在執行,並且每週認真測量做紀錄。終於,在第四期課程結束時,我成功瘦下 20 公斤了!!!

下面和大家分享一些我的親身見證和勵志小語:
- 生理期後加強運動體重會往下掉
- 運動前喝些許黑咖啡,可以幫助燃燒熱量
- 飲控 + 運動 + 乳清 = 真的瘦很快
- 每天早晚記錄體重體脂 & 飲食記錄
- 健康不能等,因為身體垮了,人生的一切就都沒了
- 成功的路上並不擁擠,因為堅持的人不多
- 渴望 + 信念 + 目標 + 行動
- 越努力,越幸運

當然,最重要的就是要有「必勝的決心」!不過,減肥的同時不要給自己太大的壓力,一定要讓身體慢慢消化,畢竟會胖是慢慢吃胖的,瘦當然也要慢慢瘦啊!

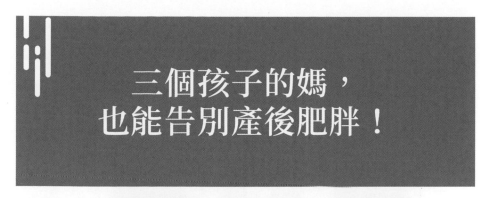

三個孩子的媽，
也能告別產後肥胖！

見證人
Jia

37
歲

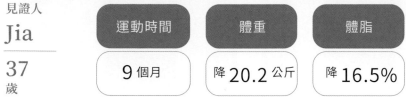

運動時間	體重	體脂
9 個月	降 20.2 公斤	降 16.5%

婚前 49 公斤的我，從來沒有想到自己也會有體重過重的時刻。

13 年前結婚後很快就懷了大女兒，懷孕後胃口變得超級好，飲食完全失控，體重一路上升，很快就突破了 50、60 大關。幸好當時年紀輕，在小孩大約 6 個月大的時候，體重就回到了 53 公斤。照顧小孩很累人，覺得這個體重也還可以接受，所以就沒有刻意減肥。接下來生完老二，體重停在了 58 公斤，好吧，也接受得了，至少是 5 字頭，畢竟都是兩個小孩的媽了，也還好啦！31 歲時小女兒突然來報到，這下不得了，體重直接過 70 公斤！

這次生完之後跟以前不一樣的是，體重一點也沒有掉！即使是少吃一點也沒有效果，無論如何就是一直在 70 以上下不來。好吧，三寶媽選擇眼不見為淨，把體重機擺在一邊。漸漸地衣服褲子越買越大，

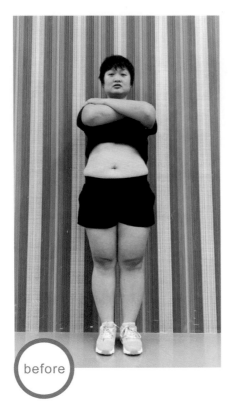

before

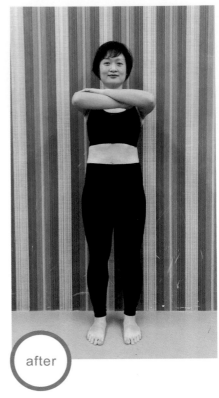

after

越來越難買，怎麼穿怎麼難看，也越來越不喜歡拍照。而且體力越來越差，每天都覺得好累，就連走路也覺得喘。

　　2019 年偶然在書店看到了老師的書，封面上的顏值和身材吸引了我，她已經快 50 歲了，我簡直不敢相信自己的眼睛，立馬買回家拜讀，並且加入了粉絲團。時常看老師的直播和影片，看著看著心裡浮現出我也想要瘦下來，變健康變年輕的念頭。情人節的時候看著自己臃腫的身材，沒有好看的衣服可以穿出門，晚上立馬預約了 Linda 老師的美腹大團課程。但老師的課太熱門了，居然要等到 6 月底才能開始上課！

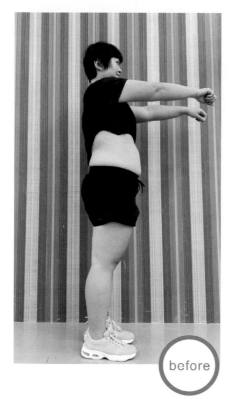

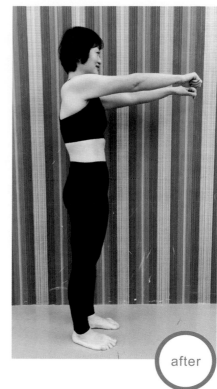

before

after

　　等待課程開始的這段期間，我的腳越來越痛，去醫院檢查後，確定是足底筋膜炎，必須持續復健，醫師也建議我要減重，體重過重對膝蓋以及足底都是極大的負擔。於是我下定決心，一定要好好運動，認真瘦下來。

　　2019 年 6 月 26 日開始上 Linda 老師的美腹課程，上課前量體重78.2kg，體脂 40.3%。第一堂課有好多動作都做不好，手腳一直抖，棒式撐幾秒就受不了，可是看到同學們都在努力，我對自己說：「為了健康的身體，一定要加油！」回家我認真做功課，練習老師課堂所教

的，第二次上課就覺得好一些了。老師會跟我們說很多關於飲食方面要注意的事項，還詳細地為我們講解動作的細節以及會鍛鍊到的肌群，讓我收益良多，於是馬上繳交年費報名全年課，十幾年長胖的，要好好地瘦下來，三個月怎麼夠。

上課到現在快要八個月了，我的體重是 59.7 公斤，少了 18.5 公斤；體脂肪 25%，少了 15%。之前做得痛不欲生的動作也能較為輕鬆地做到了。體力和肌力都有很大的進步，以前一跑步就頭暈耳鳴的症狀也消失了。腰圍來到了 80 公分以下，以前的褲子全都變得好鬆不能穿了。Linda 老師教我們瘦身的同時，還一直提醒我們要好好地吃、睡、動，維持好寶貴的肌肉，千萬不要流失掉，我到現在肌肉量還是 42 公斤。

感謝 Linda 老師，跟著妳好好運動，讓我在瘦身的路上不會多花時間多花錢，我結束第一期的課程後，就已經不用再一週去醫院復健三次了，把這些時間金錢都用來好好上老師的課，還能變得更健康、美麗、年輕。

今年的情人節，同時也是我結婚 13 週年的紀念日，我穿著新買的洋裝，打扮得美美的跟老公一起出去吃情人節大餐！老公很開心他健康有活力的老婆回來了！只要你下定決心堅持下去，每個人都能擁有健康的身體，還能變得更加年輕有活力。

不只要有少女心，外表也要像少女！

見證人
Cindy

39
歲

運動時間	體重	體脂
2 年多	降 15 公斤	降 13%

　　如何擁有完美體態一直是女人們最關心的議題之一，我曾經在減重這條路上迷惘了好幾回，也吃過不少悶虧。直到經歷懷孕、生子，體重達到人生最高峰 80 公斤，加上年紀也來到了而立之年，減肥這件事，已變成相當棘手的苦差事。自己就像隻無頭蒼蠅，胡亂減肥不得要領，節食導致營養不均、精神不佳，恢復飲食又馬上復胖。每當看到漂亮的衣服，不是沒有自己的尺碼，就是試穿完後，鏡子中的自己總讓人感到沮喪、差強人意。直到有天同事跟我介紹 Linda 美腹天團班課程，讓我重燃希望，二話不說，馬上報名了 Linda 老師的課程。

　　第一天到教室報到的情景還歷歷在目，每位學員必須站上磅秤赤裸裸地面對自己的體重、體脂數值，並拍下露出肚子的正面、側面全身照，Linda 老師說這是為了讓我們誠實面對自己的身體狀態，瞭解自己身體狀態是減肥的第一步。之後每堂課程開始的前 10 分鐘，Linda

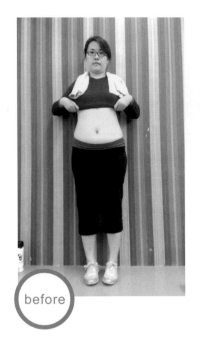
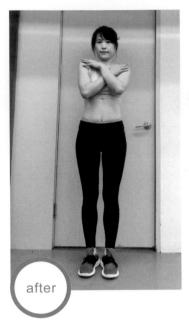

before　　　　　　　　after

老師都會仔細講解飲食控制的方法及其重要性,並強調減肥口訣:飲
(食)控(制)佔 7 成,運動佔 3 成,管好自己的嘴巴是減肥首要任務。
Linda 老師苦口婆心地強調飲食控制,就是希望每位學員都能健康美麗
的走出教室,除了美腹天團的課程外,我每天下班後都會在家勤做老
師交代的肌力核心功課,進而達到事半功倍的效果。

　　果然皇天不負苦心人,我的努力沒有白費,我在第二期課程結束
時,就成功減下 10 公斤,肌力也大大提升,Linda 老師更是大方獎勵,
送了我一套運動瑜珈服。至於生活上的種種改變,就是扛重物及打掃
家裡都變得輕鬆不費力,感冒次數也減少許多,整個人都神清氣爽了
起來。當然最令人開心的,莫過於衣服尺寸越買越小號,走進服飾店,
能盡情挑選自己喜歡的衣服試穿,買到自己喜歡的衣服款式,是一件

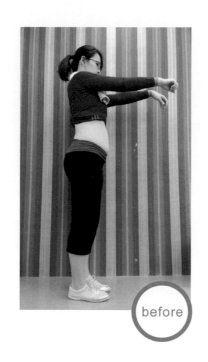
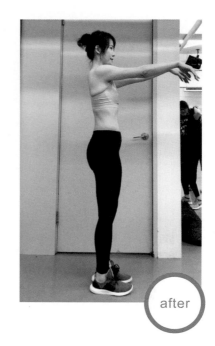

before after

多麼讓人開心愉悅的事情。

　　隨著體態的改變，心理層面當然也變得更加有自信，整個人從內到外的進化。這一切都必須歸功於 Linda 老師，藉由運動帶領我們這些媽媽們，感受到身體、心理經歷神奇的化學變化 (肌肉量提升、脂肪降低)，很感謝也很開心在 36 歲時遇見 Linda 老師，用最健康最有效的方法，讓我迎接新的人生。也讓每個還擁有少女心的媽媽們夢想成真，再次蛻變成一隻隻美麗的蝴蝶。

　　我始終相信 Linda 老師常掛在嘴邊的一句話 :(減肥之路) 沒有奇蹟只有累積。我很開心我辦到了，那麼你們呢？

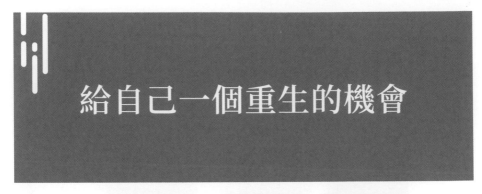

給自己一個重生的機會

見證人
鄭麗華

56
歲

運動時間	體重	體脂
1 年 4 個月	降 13.9 公斤	降 13%

　　以前的我嘗試過不少減重方法，砸大筆金錢買塑身衣，但因為悶熱無法長時間穿著，呼吸受壓迫外，坐姿也受約束，被局限的感覺相當難受。也曾不顧健康地食用瘦身藥，導致整日口乾舌燥。還逼迫自己整日不進食，全靠狂灌開水填腹、飲用含糖飲料讓腸胃有飽足感，但皮膚變得乾燥、黯淡偏黃還沒有光澤。過程中雖然有瘦下來但非常的不健康，時常頭暈目眩且精神不濟，一停藥又再復胖。爾後因工作繁忙再也沒時間瘦身，直至下半身肥胖到褲子必須穿超大尺碼，才又開始有了瘦身的念頭。女人愛美天性使然，快速地去抽脂，術後，水梨型身材很快地小了一號，馬鞍腿也明顯消腫，但接下來的日子苦不堪言，抽脂後會瘀青、腫脹，需靠儀器和人工按摩，化瘀需強忍這些流程帶來的劇烈疼痛感，以及消耗時間穿脫塑身衣，最後日復一日的折騰重傷了荷包，還浪費了寶貴的時間，之後居然又復胖回近 70 公斤。

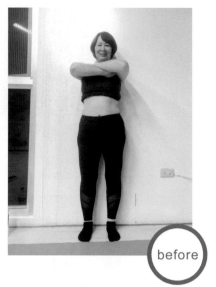
before

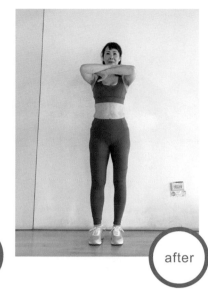
after

　　2018 年的 9 月，看到 FB 好友產後瘦身有成，再看看自己豐腴的體態，不安分的因子又驅使著大腦神經也想去試試，但捫心自問，我早已過了知天命之齡，還可以嗎？體力差、代謝更差，真的可行嗎？我真做得到嗎？心中躊躇不安地出現無數個問號，害怕又自我感覺良好的再一次跳進錢坑囹圄。

　　某日女兒與孫子們相約打羽球，我怕自己會打不到球，害得他們需要一直為我疲於奔命地撿球，於是我下意識拒絕。但他們非常有耐心，不厭其煩、苦口婆心地相勸我一起運動，我心中暗想你們會後悔約我打球的。這件事成為了我人生的轉捩點，持續打球一陣子後，發現在循序漸進的運動下，體力稍有提升，且較不易疲憊。腦海中立即浮現閨蜜好友婀娜多姿的曼妙身材，當下毫不猶豫地立馬報名美腹天團課程。

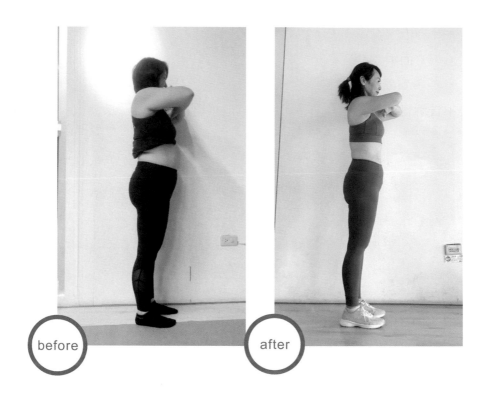

before   after

2018 年 11 月 9 日成為天團的一份子，畏縮個性使然，怕自己因為惰性無法堅持，僅報名 3 個月一期的課程。但在課程即將結束之際，哇！瘦身效果令我驚豔，無論是生理還是心理上，都讓我有明顯的改變。而且不斷聽到周遭朋友們發自內心的稱讚，讓我怎能不愛上自然的瘦身運動。每日工作結束返家，家中也沒有可以互相勉勵支持的伴，自主運動開始鬆懈，於是下定決心趕緊接著報名一年課程，超渴望可以上到 Linda 老師的課，目睹美魔女本尊的風采及親身示範，但報名人數額滿，遲遲無法加入。當時還厚著臉皮私訊老師撒個嬌，可能撒嬌力道不足，還是需等半年才有名額。好吧！先報名卡位比較安心，怕一失

神機會又溜走。但一週兩堂課實在無法滿足好動的我，於是又加入健身房會員，一方面鍛鍊體力一方面滿足愛動的自己。早已聽說 Linda 老師的課程非常紮實緊湊，沒相當體力的都會不堪負荷。上健身房的日子我在心中告訴自己，為了自己的體態與健康，再操再嚴峻都要克服，一定要超越自己！

　　直到 2019 年 4 月才終於如願上到 Linda 老師的課，經過老師超細心的動作指導及專業的飲食方法，調整我長期下來錯誤的飲食觀念，每每回頭看這段時間體態的變化，心中總是充滿感恩，感謝一路相扶相持的師友們。上團課也讓我如獲至寶般遇到一群熱愛運動的閨蜜，時常互相打氣討論動作姿勢，分享如何有效降脂、哪裡有低油低脂的餐廳可以去大啖一番，假日會一起去爬山或進行戶外休閒活動，一起穿著讓人目不轉睛的辣裝。接觸運動後日子過得非常充實且多采多姿，身材好、心情好、樣樣都變好，文末再次謝謝 Linda 老師的教導，謝謝自己是那麼的努力，讓自己蛻變，彷彿重生成另一個生命體，邁向人生的另一個青春！

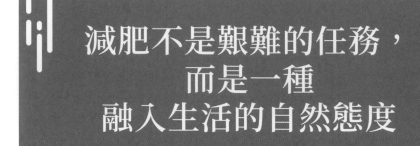

減肥不是艱難的任務，而是一種融入生活的自然態度

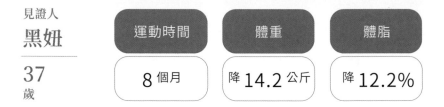

見證人
黑妞

37
歲

運動時間	體重	體脂
8 個月	降 **14.2** 公斤	降 **12.2%**

Everybody 我是唉唉叫的黑妞～

回想起一年多前的自己，每天都覺得委屈，一天的食量少得可憐，大口呼吸都令我虛胖不已。重點是每天都不停地抬著小孩動，也很認真在網路上找影片練功，但身材依舊圓滾滾、體重依然直線上升，肉都鬆垮垮，人生啊啊啊！

「哎呀你又變胖了！」、「沒關係啦，身體健康最重要！」人的身材可說是身不由己，但被碎嘴的時候難免會想翻白眼。尤其是女生，特別在意別人的眼光，接下來就讓我們來看看黑妞如何翻轉人生！

聽說⋯聽說⋯一切的道聽塗說，埋線、吃藥，瘦了又胖。到底因為管不住自己的嘴巴，太愛美食，特別愛小酌啦！把所剩的 quota 都花在這上面，體重不管怎麼樣都減不掉，連喝水都會胖。

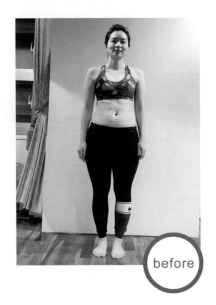
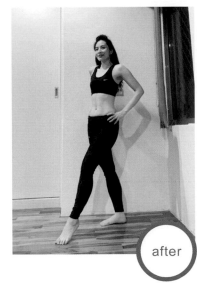

before　　　　after

　　2018 年 1 月其實就已經默默地關注 Linda 美魔女粉絲團，網路上一直流傳著 Linda 老師很會甩壺鈴，上過課的學生肚子會像熨斗燙過一樣平整之類的傳言。蝦毀，有這麼神奇？此時心裡的小劇場不斷萌生，約莫一個月後在辦公室跟同事聊著 Linda 老師，同事竟然回我就很會甩壺的那一位，於是就 google 了一下老師上課的工具，就發現騙孝耶！其他品牌一顆 8 公斤壺鈴才幾百塊，老師賣一千多一定是不肖業者，於是在網路上買了一顆 8 公斤 399 元的壺鈴，開箱的那一天滿心期待，結果手把難握之餘，還盪不起來，於是放棄。但眼看著 FB 不停 po 出照片，說那位正妹學姐又瘦了多少，心想有這麼神奇嗎？

　　2018 年 7 月 23 日終於鼓起勇氣詢問報名事項，開始敢在老師開直播時跟她聊天對話，每天都在興奮不已的等待開課那一天的到來。

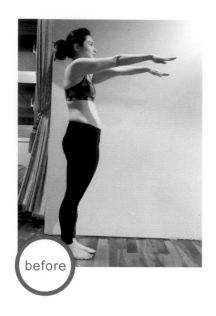

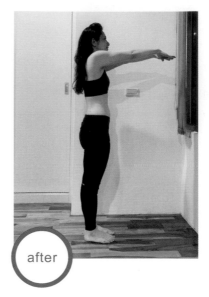

2019 年 1 月 14 日噹噹噹，終於開課了，一期成績就很好，之後但由於有事，所以只能先上一期。休息了三個月，2019 年 7 月 15 日終於強勢回歸，永遠記得開課的那一天，Linda 老師一直複誦著：「天啊！黑妞完全砍掉重練。」實在⋯⋯

當時心想這次來勢洶洶，勢在必行，一定要瘦下來，復胖得不成人形，這次認真地做筆記加強，並且每天認真做功課，肢體不協調的我確實要比別人認真，至理名言是老師曾經說過的：抖抖正常，再堅持一下就成功了。我沒有多餘的時間可以上健身房，真的都是靠意志力在家土法煉鋼，以下是武功秘笈，請小心收藏。

忌口是成功的不二法門之一；早餐：乳清 (偶爾豆漿)、麥片、藍莓、優格、奇異果或蘋果，水煮蛋 (二顆全蛋 + 一顆蛋白)，偶爾地瓜交替，

但是吃地瓜的那一天我絕不吃水果，因為現在地瓜普遍經過改良，含糖份太高。午餐：紫米飯、魚、肉類、青菜。晚餐：把午餐的飯拿掉，幾乎都用燙的來烹調，簡單來說就是水煮餐。這樣的水煮餐其實只維持了一期的課程，就開始懷疑人生之無語問蒼天了，此時要更瘦，也要瘦得漂亮的意念更加堅定，畢竟我是靠臉吃飯的嘛！於是之後晚餐開始改變料理方式，加入好的油來料理，維持我皮膚的彈性。

每天認真做功課是成功的不二法門之二，每天晚上都在跟時間賽跑，快速備完餐後，便開始複習著，每組動作至少做 3 組，痠到哎哎叫。結束當週的功課時，一定會逼迫自己針對下半身再好好加強訓練一番，或許是我理解力比較差的原因，完成一堂功課，至少要花費 2 個小時左右的時間。目前為止，自認是比唸書時還聽話的學生，唯一做不到的是老師說一天要睡滿 8 小時，我能有 5 小時就要偷笑了。

我告訴自己：「我的身材沒有優勢，但擁有過人的意志力。」我每天都不斷提醒自己，做一次不成功沒關係，我可以革命無限次，秉持著這樣的意志力撐下去。

希望認真看完我喇迪賽的你、妳，別再過度節食，傷身又傷心。甩肉的同時，健康也是非常重要的！減肥不是艱難的任務，而是一種融入生活的自然態度，跟我一起把自己快樂安心地交給 Linda，美腹天團的每位老師，不斷進化享瘦人生。選對老師，健康就是最美的衣著，讓妳身材顯瘦更多添了幾分女人味，就算變得跟老師一樣不愛穿衣服，也讓妳一樣吸睛！

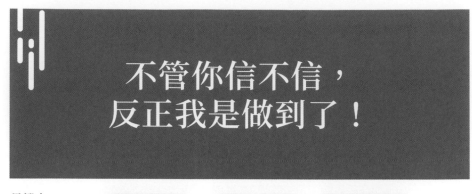

不管你信不信，
反正我是做到了！

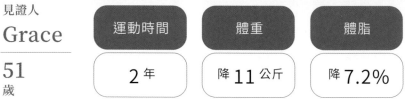

見證人
Grace

51
歲

運動時間	體重	體脂
2 年	降 11 公斤	降 7.2%

　　我是一個服藥長達 24 年的**類風濕性關節炎**患者，身上有好幾處關節已經失去功能，對於運動，總是害怕自己承受不住。

　　在我還沒來天團上課之前，外出時只能找坐式廁所，找不到時就必須要像馬戲團一樣，擺出各式各樣的動作才能上廁所，因為當時的我已經不做蹲下了。除了膝蓋以外，左手腕的關節也已經沾黏，無法自由彎曲，那樣的日子真的心都灰了。而我的醫生甚至發出警告，不能負重、不能激烈運動，當然更別說重訓了。而且因為更年期的緣故，我的體重一直持續往上攀升，甚至來到了 72 公斤，直到有一天驚覺再這樣下去，我的膝蓋就真的要廢了。

　　很幸運地，透過朋友加入天團，認識了 Linda 老師，第一堂課時我小心翼翼地保護著自己的手部關節和膝蓋，因為疾病的關係，關節不

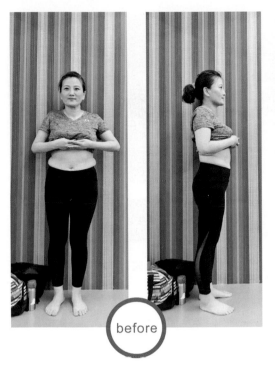

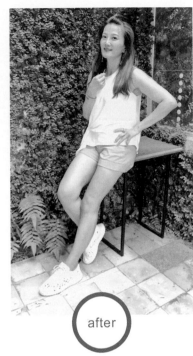

before   after

能彎曲，深怕因為運動一不小心造成二度傷害。老師知道我的關節有問題後，特地幫我調整動作，讓我可以好好享受運動，我真的很感動在團班裡還可以受到老師的特別照顧。

訓練肌力是保護關節最好的方法，現在我不只可以支撐 28 公斤的硬舉，還可以用 8 ～ 10 公斤的壺鈴做任何的 Squat 動作。我真的很感謝老師給了我好多指導，在團班很開心也很有趣，大家一起努力的感覺真好。我雖然生病了，但是在天團不只瘦了 10 公斤，還增加肌耐力，對一個病人來說，這真的是很大的回饋跟安慰。謝謝老師給了我們很好的訓練課程，我會一直跟著老師運動下去，謝謝妳！

飲食＋運動＝瘦瘦瘦！我就是最好的證明

見證人
Claire
44
歲

運動時間	體重	體脂
9個月	降 10.1 公斤	降 10%

「減肥」是大多數女生一生都在探討的課題，我算是易胖體質，給人的印象總是圓臉圓身，但體重還在標準的範圍內。直到懷孕生子後，體重就再也回不去了。過了不惑之年後，代謝變差又不愛運動，體重更是來到人生的最高峰 63 公斤。偶然間在 Facebook 上看到天團的招生訊息，且 PO 出許多減肥成功的案例，雖然看了很心動，但還在猶豫到底要不要報名參加，因為一直懷疑自己是否真的能辦到，想了很久終於鼓起勇氣在 2019 年 4 月報名參加天團課程。

第一次到教室上課報到的情景還在腦海裡，每個學員都要站上體重機量自己的體重及體脂相關數據，還要用皮尺量腰、臀、臂、腿圍，除此之外，還要拍下減重前露出肚子的正面及側面全身照，好讓學員們誠實地面對自己的身體狀況。課程開始前 Linda 老師仔細講解飲食控制的方法及重要性，強調減重的要訣是飲食佔 70%、運動佔 30%。之後的每堂課 Linda 老師總是苦口婆心地不斷提醒大家，要依照老師的方式去執行才能達到目標。一開始不乖的我偶爾還是會偷偷亂吃，甚至還

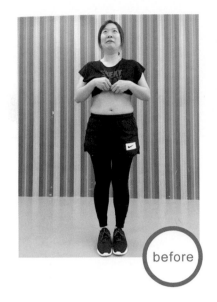

before

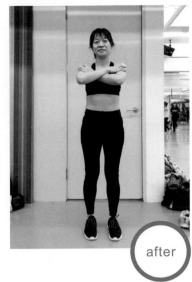

after

有點「鐵齒」覺得偷吃一點應該沒關係。直到有次下課後跟老師聊天，老師建議並鼓勵我，只要依照她的飲食方式及一週上兩堂課，每天自主訓練半個小時以上我一定能瘦下來，這時我才下定決心好好依照老師說的做。一開始真的有點不習慣，但在實行 1 個月後因為飲食的改變，讓我成功減掉 4% 體脂，還因此獲得老師獎勵的禮物。這讓我更加確信只要認真依照老師說的去做一定能成功。沒想到在 9 個月過後，我就用了最健康的方式，成功減重 10 公斤、體脂減掉 9%，肌肉量沒有減少反而還增加了一些，進而達到當初設定的目標。減肥不容易，維持更難，所以更要養成運動的習慣，好好保持不讓之前的努力付之一炬。

減重真正要做的其實是矯正「身體的壞習慣」，有些習慣是自然而然養成的，一旦面臨改變很多人難免都會有反抗的心理，但身體是自己的，如果真的想達到目標就要好好地做一次，不要替自己找藉口。就我而言，在改變飲食、開始運動後，生活上的種種也跟著改變了，作息規律，整個人精神變得更好。從不愛運動到現在每天運動半小時以

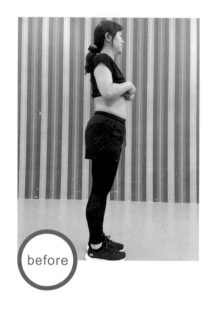
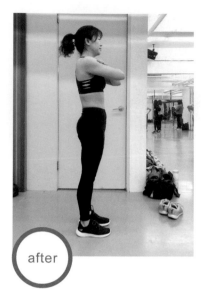

上，原本都穿寬鬆或長版的衣服遮住臀部，現在可以穿較合身衣服的展現身材，這些改變讓我變得更有自信，這一切都要感謝 Linda 老師！

　　隨著體態的改變，很多同事、朋友從我的背影就發現我不大一樣，紛紛問我是不是變瘦了？我都會很開心地說我減掉多少公斤，他們除了誇獎我怎麼那麼厲害之外，還會問我怎麼減重的？當然，我都會很熱情地跟他們分享我的方法，並且認真希望他們也會因此有一樣美好的結果。當知道有些人因為我的分享也開始接觸運動和改變飲食時，我會非常開心，原來我也有能力去影響別人，並想以親身經歷的過程告訴大家，減肥不是一天兩天、一週兩週短時間就能辦到的，身體是最忠實的，你付出多少就會得到多少回饋。唯有不二法則就是從「吃」跟「動」下手，然後持續！堅持！不放棄！終究會有成功的那一天！我能做到，相信正在猶豫的你也一定能辦到！

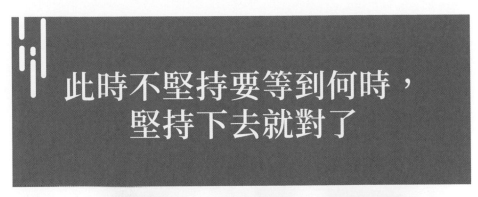

此時不堅持要等到何時，堅持下去就對了

見證人
Vivian
51 歲

運動時間	體重	體脂
3 年多	降 4 公斤	降 6.7%

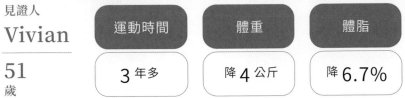

Hello ～我是 Vivian ！

學生時期的我非常討厭體育課，討厭跑步，討厭運動，不喜歡太喘也不愛流汗，只仗著自己年輕、代謝好，吃什麼都不會胖！太懶又愛吃的我，有一天發現這樣下去不行，雖然不是很胖，但身體線條已經漸漸模糊，下半身也日益沉重，這不是我要的自己！於是我告訴自己，一定要努力革新，才能找回自信！

尋尋覓覓找了許多的運動方法，嘗試過有氧舞蹈、肚皮舞、快走及跑步和女子 30 分鐘循環式運動，但都無法堅持下去！雖然運動打卡累積到了 500 多次，但一直無法突破讓身形改變，這讓我有點沮喪！

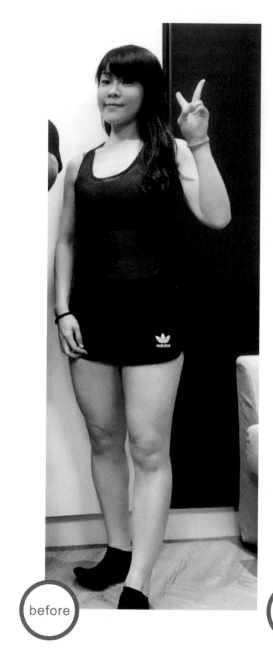

before

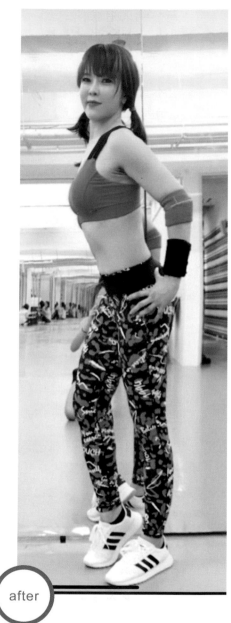

after

大家運動只追求瘦身，但最重要的是運動可以強健身體，增強核心肌耐力！重訓更可以增加肌肉，這對我來說非常需要！有一次在 YouTube 看到 Linda 老師在示範核心教學，跟著做了幾次後，我問自己：「為什麼不直接去上課呀！」於是就這樣從 2016 年 10 月，一直緊跟著老師到現在！

　　一開始上課的時候非常受挫，動作跟不上、不到位，核心弱，常常氣喘如牛、汗流浹背！Linda 老師看得出我體能超弱，不但沒有因此放棄我，反而更是不斷地鼓勵我，告訴我正確的施力方法。老師一直那麼有耐心地告訴我哪些地方錯了，還親自示範給我看，同學們甚至一起為我加油打氣！當下我下定決心，我一定要努力做好，就算自己再蠢，只要肯努力，勤能補拙！我一定要盡力去做！不能讓愛我的人失望！握緊雙拳告訴自己，這次我是認真的！不要半途而廢！回家努力地做老師交代的作業，雖然不是盡善盡美，但我也是一步步慢慢地朝著自己的目標前進！相信有一天我一定可以達成目標的！

　　自己努力堅持運動的習慣，影響到了我身邊的人，我的老公、孩子、公婆及身邊的同學朋友都被我的堅持不放棄給影響了！許多人開玩笑地問我，我是要出國比賽嗎？哈哈！並沒有！運動釋放的正能量，真的比什麼都快樂、值得！這一切一切都應該感謝我的啟蒙老師— Linda Lin 老師！她豐富了我，鼓舞了我！我要更努力進化！加油吧！相信只要有付出一定會慢慢累積，身形也會越來越好！活出精彩！

　　訓練的這段日子以來，我慢慢感覺到身形的改變，肌肉量更是超乎想像的增加，現在已經達到 41kg 了！體脂由最初的 29% 一直到現在

22.5% 左右！現在我仍然希望體重可以再降低一些，所以我會到健身房再多做一些重力的訓練！肌肉量及臂膀線條的改變，讓我越來越有自信，好笑的是，在健身房還有人以為我是教練！當然，我知道自己也還有很多需要學習的地方！

我已經 51 歲了！此時不堅持要等到何時！堅持下去就對了！沒有奇蹟只有不斷累積！謝謝老師和同學們！有你們一起努力真好！讓我們一起越來越棒！加油！

謝謝 Linda 老師讓我們都更加進化
運動是一輩子都應該要有的堅持
謝謝家人無限的支持

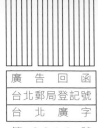

廣 告 回 函
台北郵局登記號
台 北 廣 字
第 2218 號

108019
台北市萬華區和平西路三段 240 號 2 樓
第三編輯部 收

- 請沿此虛線對折寄回 - - - - - - - - - - - - - - - - - -

回函活動

50歲的女力逆襲！
打破年齡迷思，一條彈力帶在
家練出腰腿臀神級曲線，增強
身心防疫力

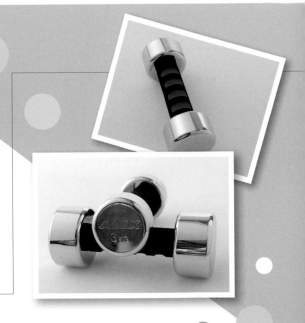

在家運動瘦身，還能填回函抽好獎！
2020/07/31 前填寫回函，並寄至時報出版，即可獲得抽獎資格喔！
Alex 高級電鍍啞鈴─ 3kg／一對內含兩件，每對市價 1250 元（共 10 名）

您購買《50 歲的女力逆襲！打破年齡迷思，一條彈力帶在家練出腰腿臀神級曲線，增強身心防疫力》這本書的原因？

_____

_____

_____

＊請問您在何處購買本書籍？

☐誠品書店　　　☐金石堂書店　　☐博客來網路書店　　☐其他網路書店

☐一般傳統書店　☐量販店　　　　☐其他_____

＊您從何處知道本書籍？

☐一般書店：_____☐網路書店：_____☐量販店：_____

☐報紙：_____☐廣播：_____☐電視：_____

☐網路媒體活動　　　☐朋友推薦　　　　☐其他_____

_____

讀者資料

姓名：_____☐先生 ☐小姐

年齡：_____　職業：_____

聯絡電話：（H）_____ （M）_____

地址：☐☐☐_____

E-mail：_____（請務必完整填寫、字跡工整）

注意事項：
本問卷須以正本寄回，不得影印使用。
本公司保有活動辦法之權利。

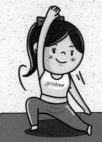
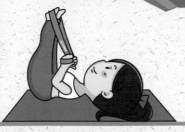

玩藝 93

50 歲的女力逆襲！

打破年齡迷思，一條彈力帶在家練出腰腿臀神級曲線，
增強身心防疫力

作　　　者 ── 林慧君 Linda
藝 人 經 紀 ── 吉帝斯整合行銷工作室 任月琴 (0909-553-139)
封 面 攝 影 ── 陳育仁 Chen Kevin
內 頁 攝 影 ── 子宇影像有限公司
髮 型 造 型 ── 菲拉整體造型工作室
彩　　　妝 ── 鍾典佐 Scott
封 面 設 計 ── 季曉彤
內 頁 設 計 ── FE 設計葉馥儀
責 任 編 輯 ── 王苹儒
行 銷 企 劃 ── 田瑜萍
特 別 感 謝 ── **TOUCH AERO.** FITNESS & YOGA WEAR

總 編 輯 ── 周湘琦
董 事 長 ── 趙政岷
出 版 者 ── 時報文化出版企業股份有限公司
　　　　　　 108019　臺北市和平西路 3 段 240 號 2 樓
　　　　　　 發 行 專 線 ──（02）23066842
　　　　　　 讀者服務專線 ──（0800）231705・（02）23047103
　　　　　　 讀者服務傳真 ──（02）23046858
　　　　　　 郵撥 ── 19344724　時報文化出版公司
　　　　　　 信箱 ── 10899 臺北華江橋郵局第 99 信箱
時 報 悅 讀 網 ── http://www.readingtimes.com.tw
電 子 郵 件 信 箱 ── books@readingtimes.com.tw
時報出版愛讀者粉絲團 ── http://www.facebook.com/readingtimes.2
法 律 顧 問 ── 理律法律事務所 陳長文律師、李念祖律師
印　　　刷 ── 詠豐印刷有限公司
初 版 一 刷 ── 2020 年 5 月 29 日
定　　　價 ── 新台幣 390 元

時報文化出版公司成立於 1975 年，
並於 1999 年股票上櫃公開發行，於 2008 年脫離中時集團非屬旺中，以「尊重智慧與創
意的文化事業」為信念。

50 歲的女力逆襲！/ 林慧君作 . -- 初版 . -- 臺北市：時報文化，
　2020.05
面；　公分 . -- (玩藝)

IISBN 978-957-13-8151-0(平裝)

1. 運動健康 2. 健身操 3. 塑身

411.711　　　　　　　　　　　　　109003562

ISBN 978-957-13-8151-0
Printed in Taiwan